野菜ベジ ＋ たんぱく質 、食べる美容液レシピ ②

\もっと/
やせる！ キレイになる！

ベジたん
サラダ50

野菜ソムリエプロ
Atsushi

いくつになっても、どんどん年齢を重ねても。
いつまでも健康で若々しく、そして美しくありたいすべての皆さまへ。

肌とココロに気持ちいい、10分程度で作ることのできる
野菜（ベジ）＋たん（たんぱく質）＝ ベジたんサラダ。

ダイエット、美肌、美腸、エイジングケアもすべてがかない、ひと皿で
一食が完結する主役であり、メインディッシュとなるパワーサラダです。
たっぷりの野菜とたんぱく質で、カラダをコンディショニング。
内側からキレイをどんどん進化させて、美しくなりましょう。
つらいダイエットだって、美しくなるための努力なら楽しいもの。

毎日の食事にベジたんサラダを取り入れて、まずは2kg減を目指して！
2kg減ると、フェイスラインにも、ボディラインにも変化が表れます。
2kg減ると、周りに気づかれます。
「あれ？ やせた？ キレイになった？」と。
そうすると、さらにやる気が出て、ダイエットも美容も、モチベーションがUP！
肌あれ、むくみ、モヤモヤとした気持ちともサヨウナラ。

酵素、ビタミン、ミネラル、食物繊維が豊富な生野菜たっぷりのサラダって、
なんだかうれしくなるし、ココロもカラダもイキイキと軽くなります。
加えて、たんぱく質もしっかりとれるから筋肉量はキープ。
いつだって、基礎代謝を高めて燃焼系ボディに。

『ベジたんスープ50』と同じ、心強いスタッフの皆さまが再集結!!
皆でもっといいものを目指して作った、渾身の一冊です。
そして記念すべき、Atsushi 10冊目の著書となります。

この本を手に取ってくださったすべての方に気に入っていただけたら、
活用していただけたら、ウレシイデス。
心より、たくさんの感謝とLOVEを込めて。

Atsushi

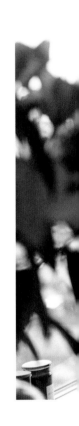

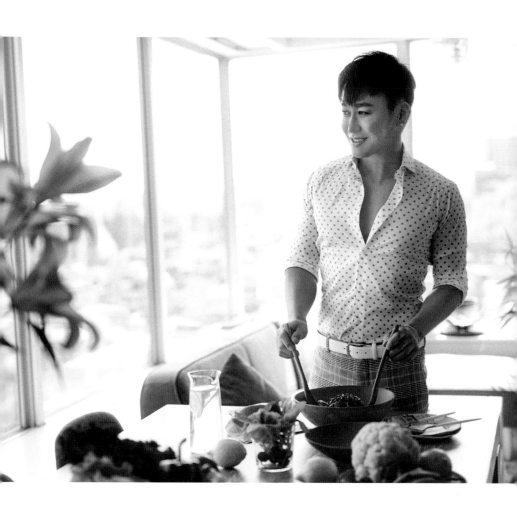

もくじ

CHAPTER 1　ベジたんサラダの取説

CHAPTER 2　美肌を作るレシピ

うるおうベジたんサラダ

美白ベジたんサラダ

毛穴レスベジたんサラダ

本書の使い方

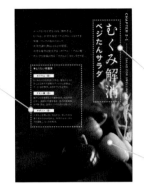

美容効果別にとりたい栄養素です。この栄養素がとれるサラダレシピを紹介しています。

各章はケアしたい美容効果別になっています。
気になるところからチェック!

その章でよく使っている、美容効果の高い食材です。

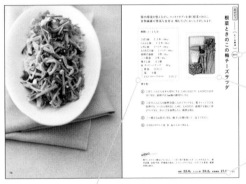

具材の一部を加熱調理するサラダには(HOT)マークがついています。

レシピで使う主な食材です。
分量の参考に。

1レシピあたり(1〜2人分)の糖質量、たんぱく質量、食物繊維量です。基本的に、糖質は20g程度以下(P.46、P.122のそばサラダ除く)、たんぱく質は20g以上、食物繊維は6g以上(成人女性1日の摂取目安18g以上より)になっています。

※日本食品標準成分表2020年版(八訂)を基に計算。

各章でとりたい栄養素をアイコンと下線で示しています。

(た)=たんぱく質／(炭)=炭水化物／(VC)=ビタミンC／
(VB2)=ビタミンB₂／(VB6)=ビタミンB₆／(VE)=ビタミンE／
(β)=β-カロテン／(コ)=コラーゲン／(ク)=クエン酸／(カ)=カリウム／
(亜)=亜鉛／(ヨ)=ヨウ素／(イ)=イソフラボン／(リ)=リコピン／
(サ)=サポニン／(ポ)=ポリフェノール／(ア)=アスタキサンチン

本書の決まりごと

● 大さじ1＝15㎖、小さじ1＝5㎖です。
● 野菜は特に表記のない限り、すべて皮つきで使っています。
● 野菜は、洗う、種や芽、ワタをとるなどの下ごしらえをすませてからの手順です。
● 個数や重量は目安です。
● オリーブオイルはすべて、エキストラバージン(EXV)オリーブオイルを使っています。
● 酢と表記している場合は、米酢を使っています。
● ライム汁、すだち汁は、なければレモン汁で代用できます。
● 粉チーズは、パルメザンチーズを使っています。
● アーモンドやピーナッツ、カシューナッツは無塩・ローストを使っています。
● 電子レンジの加熱時間は500Wのものを使用したときの目安です。
  お持ちの電子レンジのワット数や機種によって、様子を見ながら調整してください。
● フレッシュなサラダは鮮度が落ちやすいので、作ったその日に食べるか、夜に作った場合は翌日の午前中には食べきってください。

CHAPTER 1

ベジたんサラダの
取説

ベジタブル＋たんぱく質がしっかりとれるから「ベジたん」サラダ。

野菜を生で食べることで、酵素もしっかりとれる美サラダです。

基本は、手に入りやすい食材を切って、調味料と和えるだけ。

ときにはコンビニのお惣菜も活用しています。

キレイに効く理由とおいしさのコツをご紹介します。

「ベジたんサラダ」が
おいしくて、キレイになる理由

サラダはヘルシーだけれど、物足りない。食べ応えがない。
そんなイメージが変わる「ベジたんサラダ」。美容と健康に効く食材を組み合わせた
具だくさんのパワーサラダが、1年後、10年後の美肌＆美ボディに導きます。

① サラダのメリット

食材の酵素や栄養素をしっかりとれる

野菜の栄養素には、調理や加熱で壊れたり、流れてしまうもの
も。生野菜なら酵素やさまざまなビタミン、食物繊維もとること
ができます。きゅうりなど水分が多い野菜も、適量なら体を冷や
すことはありません。食感もあるので、よく噛むことで満腹中枢
を刺激し、食べ過ぎ防止に。

② 「ベジたんサラダ」とは

ベジ（野菜） ＋ たんぱく質（肉・魚・豆・チーズなど）

低糖質＆高たんぱくのパワーサラダ！

美肌のためにビタミンばかりとったり、ダイエットのために食事を減らすだけで
は、キレイは遠のくばかり。筋肉や骨をはじめ、皮膚や髪、爪の素となるたん
ぱく質が不足すると、体の不調や肌・髪トラブルの原因に。無理なく、キレイ
にやせるために、「ベジ（野菜）＋たんぱく質＝ベジたん」のパワーサラダを。
本書では、うるおう・美白・毛穴レスな「美肌を作るレシピ」、むくみ解消・
美髪・エイジングケア・美トレ（トレーニング）効果を導く「美ボディを作る
レシピ」の目的別に栄養素がとれるよう、食材を組み合わせています。

ボリュームたっぷりなので、
ひと皿で大満足！

美容・健康効果を考えた「ベジたんサラダ」は、具だくさん。最初は、材料
もボリュームも多く感じるかもしれませんが、1回の食事で、ひとりでぺろっと
食べられます。たんぱく質と組み合わせているから腹持ちもよし。おなかいっ
ぱい食べながら、やせ体質に導きます。

③ 「ベジたんサラダ」で キレイになる&やせる理由

たんぱく質は、体を作る大切な栄養素 やせやすく、太りにくい体を作ります

体の約2割を占めるたんぱく質は、筋肉や骨、血液、髪や爪などを作る素。肌にハリをもたらすコラーゲンも、たんぱく質からできています。たんぱく質が不足すると、筋肉量が低下して基礎代謝が下がり、太りやすい体に。一般的に成人の1日の摂取目標は、体重×1g、運動をしている人は体重×2gが目安です。「ベジたんサラダ」は、動物性、植物性たんぱく質をバランスよくとれるレシピにしています。

不溶性、水溶性の食物繊維で腸内環境を整えます

食物繊維は腸内の善玉菌のえさとなり、悪玉菌を減らします。腸内環境が整うと、代謝、免疫力、デトックス効果がアップし、美肌や健康につながります。成人の1日の摂取目標は男性で21g、女性で18g以上。腸内環境は生活環境の乱れやストレスにも影響を受けるので、食物繊維豊富なベジたんサラダで、意識してとりましょう。

生の食材から良質の酵素を補い、 "ためない"体に

人が持つ酵素には、消化・吸収にかかわる「消化酵素」、生命活動に必要な「代謝酵素」があります。体内の酵素量には限りがあり、たとえば、食べ過ぎると消化に酵素が使われ、代謝に回る酵素が減ることで"ためやすい"体に。体内酵素は年齢とともに減ります。また、酵素は加熱調理すると死滅するので、生の食材から補う必要があります。空腹状態でとると吸収が早まるので、1日1食を「ベジたんサラダ」にするのもおすすめ。

美に効くビタミンや、 不足しがちなミネラルを 効率よくとれます

肌にうるおいをもたらすβ-カロテンやコラーゲン、毛穴レス肌を導くビタミンB群などのビタミンをはじめ、むくみを解消するカリウム、美髪をもたらす亜鉛やヨウ素など、不足しがちなミネラルも組み合わせています。続けることで、キレイに導きます。

「ベジたんサラダ」の組み立て方

美容効果のある食材は、スーパーで手に入るおなじみの食材を使っています。
やわらかいものとシャキシャキのもの……など、食感も意識しながら、
この本の中で食材を使いきれるレシピにしています。

野菜

葉野菜たっぷりで
酵素やビタミンCもしっかり!

サラダのメリットは、加熱に弱いとされる生野菜の酵素や、ビタミンCも豊富にとれること。水菜やキャベツなどの葉野菜をたっぷり使っています。ブロッコリーなどはゆでずに電子レンジで加熱し、ビタミンや抗酸化成分の流出を抑えています。

葉も皮も種も!
野菜は丸ごと使います

にんじんやごぼうは、抗酸化成分を多く含む皮ごと。かぶやラディッシュは、β-カロテンやビタミンC豊富な葉も必ず。パプリカは、カリウムなどを含む種やワタも。栄養を残さずいただきます。

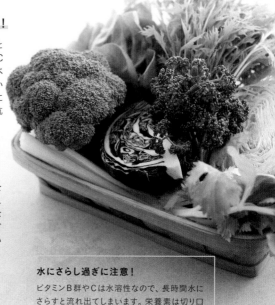

水にさらし過ぎに注意!

ビタミンB群やCは水溶性なので、長時間水にさらすと流れ出てしまいます。栄養素は切り口から流出するので、玉ねぎはさっとさらす程度で。せん切りキャベツは水にさらさないほうが◎。

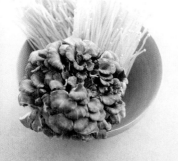

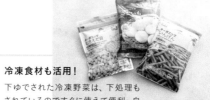

食物繊維も必ずとります

糖質が多めな食べ物も、葉野菜や根菜、きのこや豆など食物繊維豊富な食材と一緒にとることで、食後の血糖値の上昇が緩やかになり、糖質の吸収が抑えられます。

冷凍食材も活用!

下ゆでされた冷凍野菜は、下処理もされているのですぐに使えて便利。自然解凍や電子レンジで加熱して使ったり、そのまま炒めたり。解凍時に出てくる水分は拭き取って使いましょう。

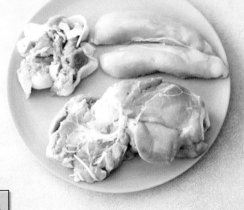

肉は体内で作れない
必須アミノ酸が豊富です

「ベジたんサラダ」に使うのは、脂肪が少なく、アミノ酸バランスもよい鶏肉が中心。特にささみは、たんぱく質の代謝に欠かせないビタミンが多いので、筋肉をつけ、トレーニング効果もアップ。豚肉は糖質の代謝を助け、疲労回復に効くビタミンB_1が豊富です。

肉・魚・豆・チーズ
たん

高たんぱくで低糖質
美人を作る魚を手軽に活用

よく使う鮭やえびには強力な抗酸化成分のアスタキサンチン、さばには中性脂肪を減らす不飽和脂肪酸のDHA（ドコサヘキサエン酸）やEPA（エイコサペンタエン酸）が豊富。程よく味がついた缶詰や無添加のお惣菜も便利。ツナやさば缶は、栄養素が溶け出した汁ごと使います。

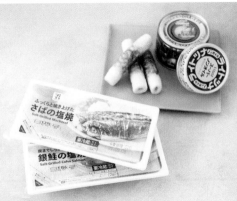

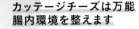

豆は植物性のたんぱく源
食感も腹持ちもよし

水煮など、そのまま食べられる大豆やミックスビーンズは手軽な植物性たんぱく源。脂質が低く、食物繊維やビタミン、ミネラルもとれます。噛む回数も増えるので、満腹感も増し、食べ過ぎも防ぎます。

カッテージチーズは万能
腸内環境を整えます

カッテージチーズは発酵食品のナチュラルチーズなので、乳酸菌の力で腸内環境を整えます。脂質が少ないのも魅力。レシピで使っているそぼろ状の粒タイプは、クセがない味とほぐしやすさで食材同士をつなぎ、サラダをまろやかに仕上げてくれます。

おいしくヘルシーな味付けのコツ

「ベジたんサラダ」は、ドレッシングを別で作ってかけるのではなく、
材料を"和える"レシピ。サラダの味を決めるのは、こんな食材です。

酸味はレモンやすだち
美容効果も大！

レモンには、抗酸化作用のあるビタミンC、疲労回復効果のあるクエン酸が豊富。香りも酸味も上品なすだちは、皮に内臓脂肪を減らす働きがあるスダチチンを含むので、皮を刻んで使うことも。どちらも酢より酸味がマイルドで食べやすいです。

ドレッシングのコツ

味噌や塩麹で腸内環境を整え、
やせグセを作る

野菜のおいしさを引き立てる味噌や塩麹は、腸内の善玉菌を増やして免疫力を向上させ、美肌を導きます。また、消化吸収力が上がるので代謝がよくなり、ダイエット効果も。ドレッシングによく使っています。

味のベースは、
エキストラバージン（EXV）
オリーブオイル

オリーブオイルは手頃な価格で保存もしやすく、さっぱりとした味、フルーティーな香りはどんな食材とも好相性です。主成分のオレイン酸は酸化しにくく、悪玉コレステロールを減少させ、ダイエットにも最適。高い抗酸化作用で美肌を導き、老化ややがん、生活習慣病も予防します。EXVは、精製された普通のオリーブオイルより栄養価が高く、豊富なオレイン酸は熱にも強いので、「ベジたんサラダ」では加熱調理にも使っています。

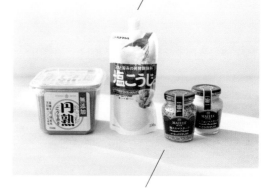

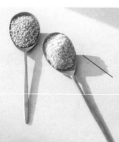

すりごまで
栄養や食感をちょい足し

香ばしい食感が欲しいときに。ごまは抗酸化成分のセサミンが豊富。硬い外皮のないすりごまのほうが栄養素が効率よく吸収され、香りもよくなります。干し桜えびもおすすめ。

マスタードで
メリハリのある味に

食材に程よくからみ、酸味とコクが出るマスタード。体を温めたり、代謝を促進し、脂肪燃焼効果もあります。なめらかなディジョンマスタード、プチッとした食感の粒マスタードを使用。

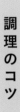

調理のコツ

おすすめは直径**25cm**以上のボウル！

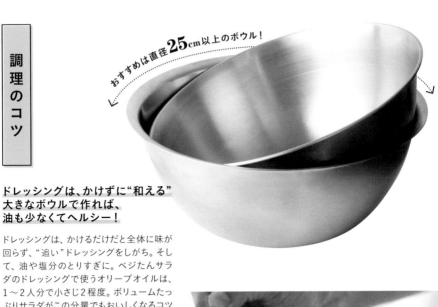

ドレッシングは、かけずに"和える"大きなボウルで作れば、油も少なくてヘルシー！

ドレッシングは、かけるだけだと全体に味が
回らず、"追い"ドレッシングをしがち。そし
て、油や塩分のとりすぎに。ベジたんサラ
ダのドレッシングで使うオリーブオイルは、
1～2人分で小さじ2程度。ボリュームたっ
ぷりサラダがこの分量でもおいしくなるコツ
は、大き目のボウル。食材と調味料を大き
なボウルでゆったり和えることで、少ないオ
イルでも味が全体に回り、よりヘルシーに。
味付けに味噌など硬さのある食材を使う場
合は、先にボウルの中でドレッシングを作っ
てから和えています。

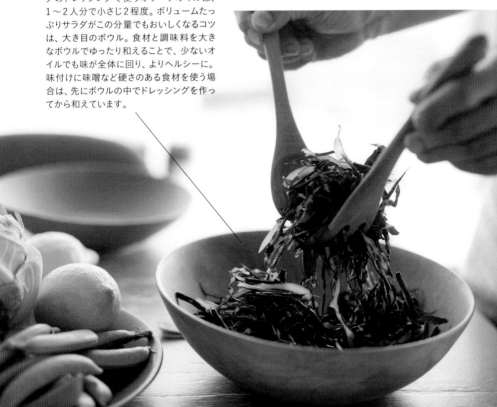

"やせ習慣"がつく「ベジたんサラダ」の ダイエットスケジュール

やみくもに食事を減らす、低カロリーな食事をとる……だけではやせません。
低糖質・高たんぱく質の「ベジたんサラダ」なら、代謝もアップ。適度な運動と
合わせることで、おなかいっぱい食べながら、無理なくダイエットができます。

| ダイエットを始める人 | 好きな食べ物も諦めたくない人 |

2週間、**夜だけベジたん**で 無理なくやせて、キレイもかなう

DIET SCHEDULE :

朝 好きなものを食べる
│
昼 好きなものを食べる
│
夜 **ベジたんサラダ**

ダイエット成功の秘訣(ひけつ)は、スローペース。いきなり食事量を減らすのではなく、ゆっくり体を変えていくことが、リバウンドせず、自然に、キレイにやせるコツです。ダイエットを始めるなら、まずは夜だけ、「ベジたんサラダ」に置き換えを。夜の食べ過ぎは肥満のもとであり、胃もたれから朝食をとらない生活になると、自律神経の乱れ、睡眠の質の低下などから、肌や体の不調にもつながります。「ベジたんサラダ」は、おなかいっぱい食べても罪悪感なし。しかも、保湿や毛穴ケアができたりと、美肌や美髪もかなえられます。

お悩み別にサラダをセレクト!

肌あれが
気になるなら…

‖

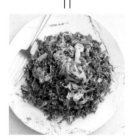

(うるおう)
ベジたんサラダ
**チキンソテーと油揚げの
ケールサラダ
（→ P.22）**

シミゃ**くすみ**が
気になるなら…

‖

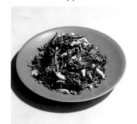

(美白)
ベジたんサラダ
**ちくわと紫キャベツの
エスニックサラダ
（→ P.38）**

髪のパサつきゃ**細毛**が
気になるなら…

‖

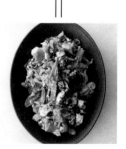

(美髪)
ベジたんサラダ
**たこの
チリチーズサラダ
（→ P.84）**

2 トレーニング効果を上げたい人 気合いを入れてやせたい人

朝と夜、10日間**たんぱく質たっぷり**作戦!

DIET SCHEDULE:

朝 **ベジたんサラダ**
  └ またはフルーツ

昼 好きなものを食べる

夜 **ベジたんサラダ**

トレーニングをしながら、気合いを入れて
ダイエットをするなら、10日間、朝と夜を
「ベジたんサラダ」に。トレーニング効果
を上げる「美トレ」レシピ（P.107〜）は、
不足しがちなたんぱく質をよりしっかりと
れるパワーサラダなので、筋トレなどの効
果を上げることで代謝も上がり、よりやせ
やすくなります。

たんぱく質も**炭水化物**も
きちんととってトレーニング効果アップ!

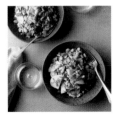

（ 美トレ ）
ベジたんサラダ
**鶏ひき肉と豆、かぶの
アジアンサラダ**
（→P.114）

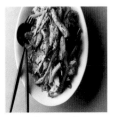

（ 美トレ ）
ベジたんサラダ
**ささみと根菜のピリ辛
韓国風サラダ**
（→P.118）

> さらにやせ体質に!
> **8時間ダイエット**

1日のうち、8時間は好きなものを食べ、16時間は水分だけというファ
スティング（断食）の一種。空腹時に、古い細胞を生まれ変わらせ
る「オートファジー機能」が活性化。胃腸の機能が活発になり、老
廃物が排出されることで細胞や内臓器官が活性化し、肥満解消に!

3 とにかく急いでやせたい人

1日3食「**ベジたんサラダ**」を3日間短期集中で!

> 体の気になるところも同時にケア!

むくみもケアしてスッキリ!

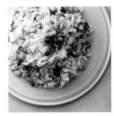

（ むくみ解消 ）
ベジたんサラダ
**2種の豆と白菜の
梅サラダ**
（→P.67）

活性酸素を増やさない!

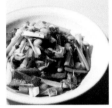

（ エイジングケア ）
ベジたんサラダ
**小松菜とパプリカ、
枝豆のサラダ**
（→P.96）

DIET SCHEDULE:

朝 **ベジたんサラダ**
  └ またはフルーツ

昼 **ベジたんサラダ**

夜 **ベジたんサラダ**

たとえば、結婚式や同窓会に出席するた
めに「短期集中でダイエットしたい!」と
いうときは、1日3食を「ベジたんサラダ」
に。物足りなく感じそうですが、たんぱく
質もしっかりとれるので腹持ちがよく、空
腹を感じにくいです。ただし、1日3食サラ
ダにするのは3日まで。続ける場合は、間
隔をおいて行いましょう。

美肌を作るレシピ

紫外線やストレスなど、肌を取り巻く環境は日々、過酷。
肌あれ、シミやシワ、たるみなどの肌トラブルは、
「ベジたんサラダ」の"食べる美容液"でインナーケアを。
素肌に自信がもてると、気持ちも前向きになれるはず。

うるおう
ベジたんサラダ

肌のカサつき、シミやシワ。
スキンケアだけでは間に合わないとき、
意識してとりたいのが、［β‐カロテン］
［コラーゲン］［イソフラボン］。
特に、コラーゲンは年齢とともに減少していくので、
健康的な肌細胞を作るために、
意識してとりたいものです。

◉とりたい栄養素

β‐カロテン（β）

緑黄色野菜に豊富で、体内でビタミンAに
変わる。角質層の天然保湿因子を増やして
肌の水分量を保ち、ターンオーバーを促す。

コラーゲン（ヨ）

肌の真皮を構成するたんぱく質の一種で、
水分を保持し、ハリのある肌に。ビタミンC
と一緒にとると吸収率がUP。

イソフラボン（イ）

ポリフェノールの一種。大豆イソフラボンは女
性ホルモン「エストロゲン」と似た働きで新
陳代謝を促進。コラーゲンの生成も助ける。

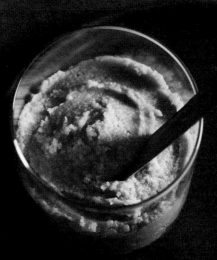

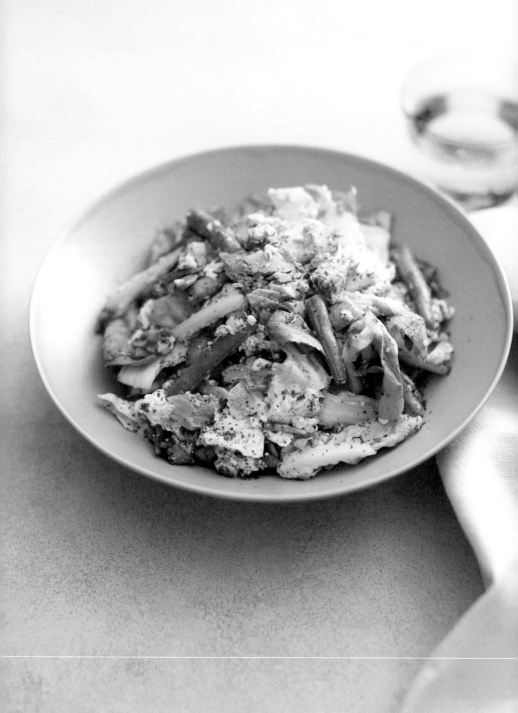

焼き豆腐と鮭、いんげんのサラダ

（うるおう） HOT

市販の焼き豆腐＆焼き鮭を活用した、お手軽美人サラダ。
焼き鮭は皮にコラーゲンが豊富なので、残さず使います。

材料：1〜2人分

焼き豆腐 ⑦ ……… 1/2丁（150g）
焼き鮭（市販）㋙ ……… 1きれ（70g）
いんげん Ⓑ ……… 10本（70g）
サラダ菜 Ⓑ ……… 1束（100g）
パセリ Ⓑ ……… 1〜2本（10g）
塩 …… 少量
A 味噌 ⑦ ……… 小さじ2
　　ライム汁 ……… 1/2個分
　　干し桜えび ㋙ ……… 大さじ1
　　白すりごま ……… 大さじ1
　　EXVオリーブオイル ……… 大さじ1
一味唐辛子 ……… 好みで

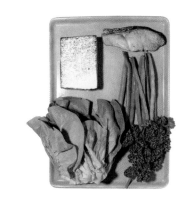

作り方：

① 焼き豆腐は手で大まかにちぎる。焼き鮭は皮ごと身をほぐす。いんげんは3cm長さに切る。サラダ菜は食べやすい大きさにちぎる。パセリはみじん切りにする。

② テフロン加工のフライパンを中火で熱し、焼き豆腐といんげんを軽く炒める。塩をふってさっと混ぜたら火を止め、粗熱を取る。

③ 大き目のボウルに**A**を入れて混ぜ合わせる。鮭、サラダ菜、パセリ、**2**を加え、豆腐をつぶしながら和える。器に盛り、好みで一味唐辛子をふる。

MEMO

・焼き豆腐は、木綿や絹豆腐以上に大豆イソフラボンなどの栄養素が凝縮。水分が少ないので崩れにくく、ほぐして使いやすい。
・味のベースとなる味噌は、肌の水分を保持するセラミドの生成を促す。

糖質：**6.2**g　たんぱく質：**39.9**g　食物繊維：**6.5**g

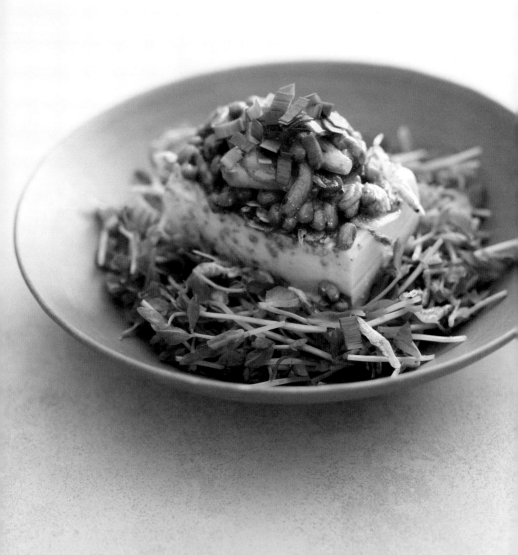

豆腐にキムチ納豆をのっければ、大豆イソフラボンたっぷり。
あふれんばかりの具を、豆苗のほのかな苦味が受け止めます。

材料：1〜2人分

絹ごし豆腐 ⓐ ⋯⋯ 2/3〜1丁（200g）
納豆 ⓐ ⋯⋯ 1パック
白菜キムチ ⋯⋯ 20g
豆苗 ⓑ ⋯⋯ 3/4パック（75g）
にら ⓑ ⋯⋯ 3〜4本（20g）
白すりごま ⋯⋯ 大さじ1
干し桜えび ⓒ ⋯⋯ 大さじ2
すだち汁 ⋯⋯ 1個分
みりん ⋯⋯ 小さじ1
EXVオリーブオイル ⋯⋯ 小さじ2

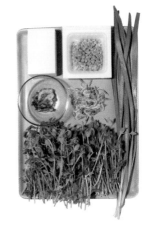

作り方：

① 納豆とキムチを混ぜ合わせる（キムチは大きければ刻む）。

② 豆苗は2cm長さに切る。にらは小口切りにする。

③ 器に豆苗を敷き、その上に豆腐を盛る。

④ 豆腐に、白すりごま、干し桜えび、1の順にのせ、すだち汁をかける。

⑤ オリーブオイル、みりんを回しかけ、にらをのせる。

MEMO

・キムチは、ヨーグルト以上の乳酸菌を含む。発汗作用を促すカプサイシンが代謝を上げ、脂肪燃焼効果も。
・豆苗は、コラーゲンの生成を助けるビタミンCも豊富。

糖質：6.7g たんぱく質：28.0g 食物繊維：9.5g 21

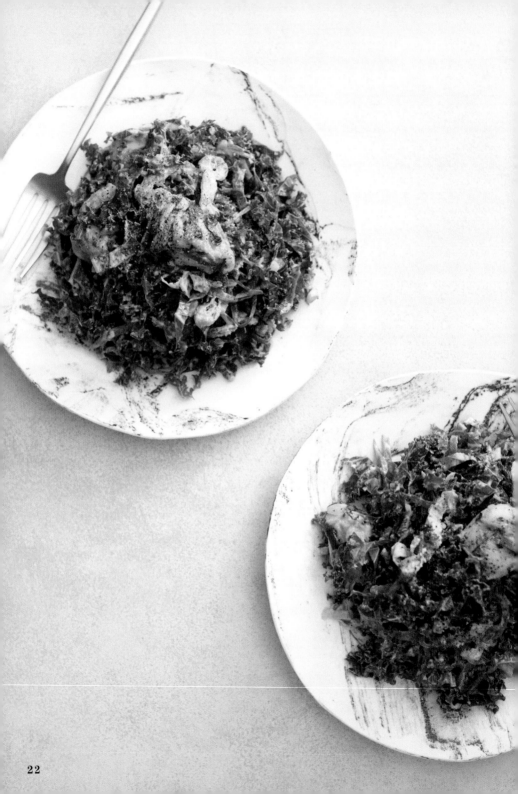

チキンソテーと油揚げのケールサラダ（うるおう）HOT

コラーゲン豊富な鶏肉に"緑黄色野菜の王様"であるケール。
ピクルスが効いたマヨ&マスタード味でケールの苦味もまろやかに。

材料：1〜2人分

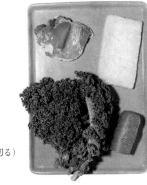

鶏もも肉 ⓒ ……… 120g
油揚げ ⓐ ……… 1枚（30g）
ケール ⓑ ……… 4〜5枚（100g）
にんじん ⓑ ……… 1/2本（80g）
塩、黒こしょう ……… 各少量
EXVオリーブオイル ……… 小さじ1
A マヨネーズ ……… 大さじ1
　　マスタード ……… 大さじ1
　　きゅうりのピクルス ……… 30g（粗みじんに切る）
　　レモン汁 ……… 1/2個分
　　EXVオリーブオイル ……… 小さじ2
黒こしょう ……… 好みで

作り方：

① 鶏もも肉はひと口大に切る。油揚げは細切りにする。ケールは茎を取って、1cm幅に切る。にんじんはせん切りにする。

② フライパンにオリーブオイルを中火で熱し、鶏肉、油揚げ、にんじんを炒める。鶏肉に火が通ったら、塩、黒こしょうをふる。さっと混ぜ合わせたら火を止め、粗熱を取る。

③ 大き目のボウルに**A**を入れて混ぜ合わせる。**2**とケールを加えて和える。器に盛り、好みで黒こしょうをふる。

MEMO

・ケールは、ビタミンやミネラル、食物繊維などをバランスよく含む。β-カロテン、ビタミンC・Eなど抗酸化成分が多い。
・マスタードには、体を温める作用がある。

糖質：**7.6**g　たんぱく質：**32.2**g　食物繊維：**6.8**g

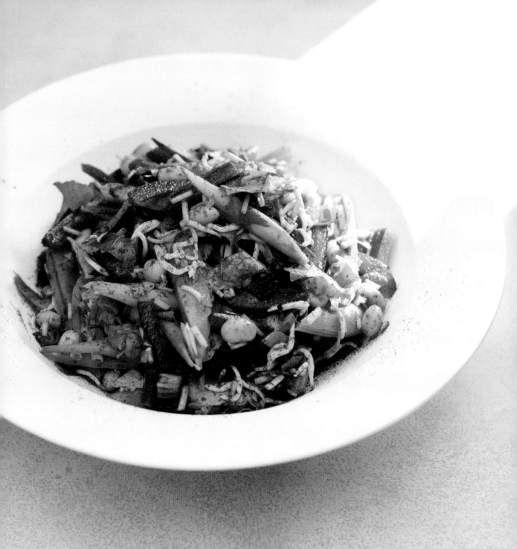

しらすと大豆とたっぷり野菜のチリサラダ

（うるおう）

HOT

β-カロテン豊富な野菜をたっぷり使って、うる肌レスキュー。
ピリ辛チリパウダーと甘いデーツでエスニック仕立て。

材料：1〜2人分

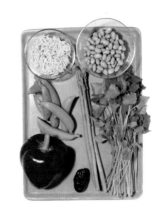

しらす干し ㋧ ——— 60g
大豆（水煮）㋑ ——— 70g
スナップエンドウ ㋺ ——— 7本（50g）
アスパラガス ㋺ ——— 3本（75g）
パプリカ（赤）㋺ ——— 1個（160g）
三つ葉 ㋺ ——— 2束（40g）
デーツ（ドライ）——— 小1個（8g）
A チリパウダー ——— 小さじ1
　｜　塩 ——— 少量
　｜　ライム汁 ——— 1/2個分
　｜　EXVオリーブオイル ——— 大さじ1
チリパウダー ——— 好みで

作り方：

① スナップエンドウは筋を取って斜め半分に切る。アスパラガスは3〜
　5cm長さの斜め切りにする。ともに耐熱容器に入れてラップをし、電
　子レンジで1分半加熱する。水けをきって、粗熱を取る。

② パプリカは横半分に切り、5mm幅の細切りにする。三つ葉は2〜3cm
　長さに切る。デーツは粗みじんに切る。

③ 大き目のボウルにしらす干し、大豆、**1**、**2**、**A**を入れて和える。器に
　盛り、好みでチリパウダーをふる。

MEMO

・しらす干しはタウリンが多く、肝機能を高め、疲労回復効果も。
・パプリカのビタミンCは加熱しても壊れにくい。β-カロテンは油と一緒にとると吸
　収率がアップ。
・デーツ（ナツメヤシの実）は栄養素がぎっしり詰まったフルーツ。食物繊維や鉄、
　カリウムなど不足しがちなミネラルが豊富。

糖質：**21.2**g　たんぱく質：**25.5**g　食物繊維：**11.4**g

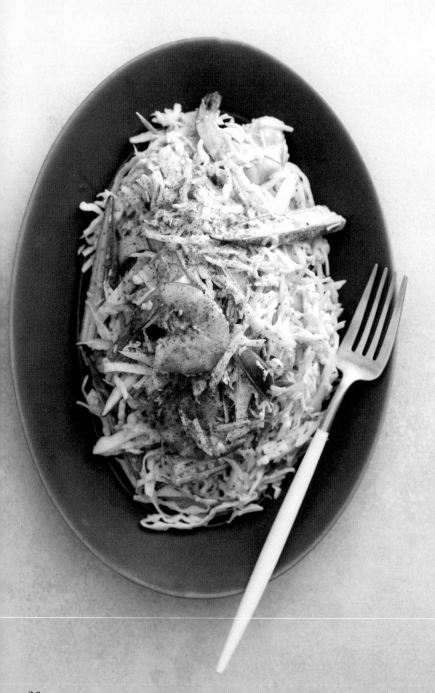

えびとオクラの味噌マヨキャベツサラダ

食物繊維たっぷりの味噌マヨ味のキャベツに、
オクラとえのきだけの食感、みょうがの香りで食べ飽きない。

材料：1〜2人分

えび（無頭・殻付き）㋪ …… 6尾（120g）
オクラ㋫ …… 6本（70g）
キャベツ …… 小1/4個（葉4枚程度／200g）
みょうが …… 3個（45g）
えのきだけ …… 1パック（100g）
塩、黒こしょう …… 各少量
EXVオリーブオイル …… 小さじ1
A 味噌㋑ …… 小さじ2
  マヨネーズ …… 小さじ2
  酢 …… 大さじ1
  EXVオリーブオイル …… 小さじ1
チリパウダー …… 好みで

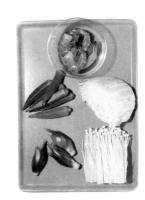

作り方：

① オクラは縦半分に切る。キャベツはせん切りにする。みょうがは縦半分に切ってせん切りにする。

② えのきだけは石づきを取り、2cm長さに切る。

③ フライパンにオリーブオイルを中火で熱し、えびと**2**を炒める。えびの色が変わったら、塩、黒こしょうをふる。さっと混ぜたら火を止め、粗熱を取る。

④ 大き目のボウルに**A**を入れて混ぜ合わせ、**1**と**3**を加えて和える。器に盛り、好みでチリパウダーをふる。

MEMO

・えびの殻には動物性食物繊維のキチン・キトサン、抗酸化成分のアスタキサンチンが豊富なので、丸ごと食べて。
・マヨネーズは糖質がほぼゼロなので、サラダの味付けにもおすすめ。

糖質：**15.2**g　たんぱく質：**27.6**g　食物繊維：**12.5**g　27

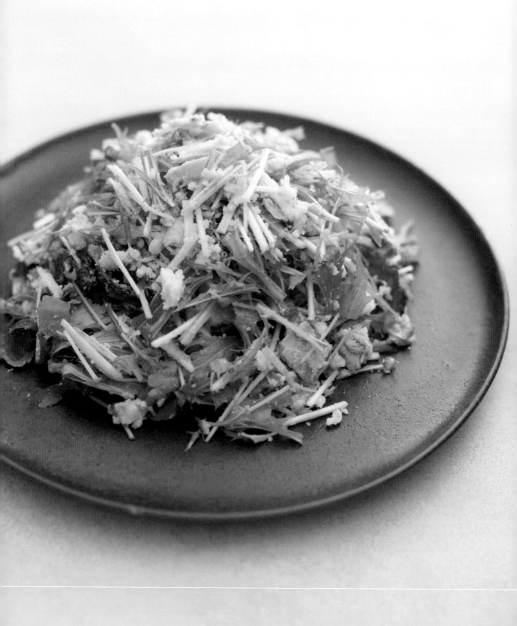

鮭と水菜のおから塩麹サラダ

水菜と三つ葉のみずみずしさ、焼き鮭の程よい塩けを、
おからが優しくまとめて、ポテトサラダみたいな満足感!

材料：1〜2人分

焼き鮭（市販）㋒ ……… 1きれ（70g）
おから㋑ ……… 80g
水菜㋰ ……… 1/2束（100g）
三つ葉㋰ ……… 3束（60g）
A 黒酢 ……… 大さじ1
　塩麹 ……… 大さじ1
　レモン汁 ……… 1/4個分
　干し桜えび㋒ ……… 大さじ1
　EXVオリーブオイル ……… 大さじ1

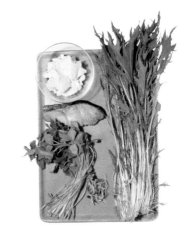

作り方：

① 焼き鮭は皮ごと身をほぐす。水菜、三つ葉は3cm長さに切る。

② 大き目のボウルに1とおから、Aを入れて和える。

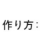

・おからは、安価なのに栄養満点。不溶性食物繊維はごぼうの2倍とも。
・水菜と三つ葉はビタミンCも豊富。

糖質：**15.7**g　たんぱく質：**35.3**g　食物繊維：**21.8**g　29

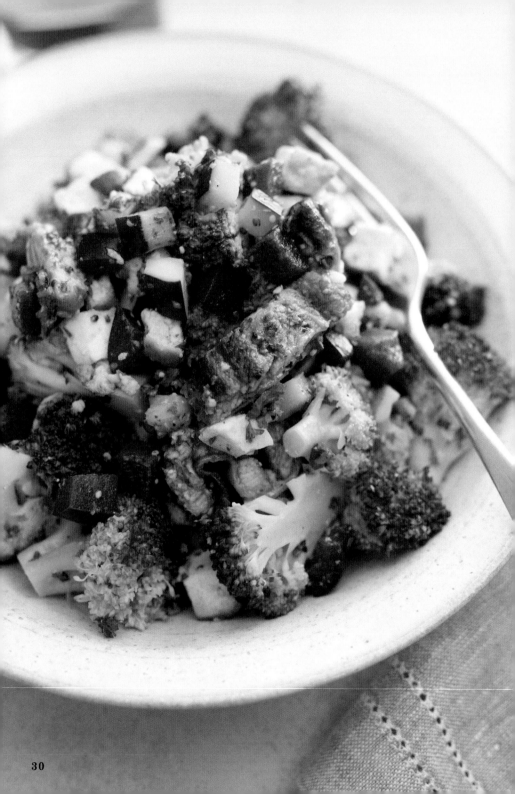

うなぎの皮にはコラーゲンが豊富！ 蒲焼の甘辛いタレと
粒マスタードの酸味で、思った以上に野菜を食べられます。

材料：1〜2人分

うなぎの蒲焼（市販）③ ……… 1〜2きれ（100g）
厚揚げ⑦ ……… 1枚（150g）
ズッキーニ® ……… 1/2本（100g）
ブロッコリー® ……… 2/3個（200g）
パプリカ（赤）® ……… 1個（160g）
パセリ® ……… 1〜2本（10g）
塩、黒こしょう ……… 各少量
EXVオリーブオイル ……… 小さじ1
A 粒マスタード ……… 大さじ1
　塩麹 ……… 小さじ1
　白ワインビネガー ……… 大さじ1
　レモン汁 ……… 1/4個分
　塩 ……… 少量
　EXVオリーブオイル ……… 小さじ2

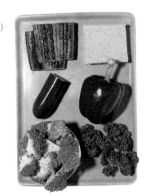

作り方：

① うなぎの蒲焼は1cm幅に切る。パプリカは1cm角に切る。パセリはみじ
　ん切りにする。

② 厚揚げ、ズッキーニは1cm角に切る。ブロッコリーは食べやすい大き
　さに切る。

③ フライパンにオリーブオイルを中火で熱し、**2**を軽く炒める。塩、黒こしょ
　うをふって、さっと混ぜたら火を止め、粗熱を取る。

④ 大き目のボウルに**1**、**3**、**A**を入れて和える。

うなぎと厚揚げとカラフル野菜のサラダ

（うるおう）　HOT

MEMO

・うなぎは、ビタミンA・B₁・B₂・D・Eなどのビタミン、亜鉛やカルシウムなどのミネ
　ラル、DHA、EPAなどの不飽和脂肪酸も豊富で、栄養バランスにすぐれた食材。

糖質：**20.0**g　たんぱく質：**54.6**g　食物繊維：**15.9**g

キレイのトッピング

具だくさんのベジたんサラダは、味や食感も食べ飽きないレシピ
にしています。でも、生野菜を食べ続けていると時々、「ぽりぽり
とした食感が欲しいな……」と思うことも。そんなときにトッピング
するのが、ひまわりの種。悪玉コレステロールを減らし、ダイエット
効果もある必須脂肪酸のリノール酸、抗酸化作用の高いビタ
ミンE、代謝にもかかわるビオチンなども豊富な美容食材です。
殻をむいたものは、そのまま食べられるので手軽。サラダには無
塩、ローストタイプを使っています。ただ、カロリーは高めなので、
食べ過ぎに注意。ほかによく使うのが、あの楊貴妃も好んで食べ
たというクコの実。ビタミン B_1・B_2・Cやポリフェノールなど多くの
抗酸化成分が含まれるスーパーフードには、免疫力アップや生
活習慣病を予防する効果も。ベジたんサラダにもよく使っている
クミンシードと合わせて、お好みでサラダに使ってみてください。
スプーン一杯のトッピングが、明日のキレイの差につながります。

※クコの実やクミンシードは妊娠中、授乳中は避けましょう。

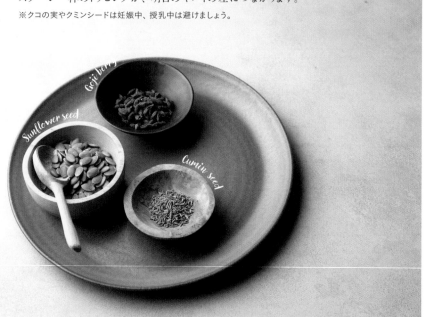

美白

ベジたんサラダ

日々、全方位から狙ってくる紫外線は、
体内で活性酸素、肌内部ではメラニンを発生させ、
シミやくすみの原因となる、にくい存在。
［ビタミンC］［ビタミンE］［リコピン］の
強力な抗酸化作用で対抗。
肌のターンオーバーを整え、透明感のある素肌に。

●とりたい栄養素

ビタミンC（VC）

メラニン生成時に作用する酵素の働きを抑
える。ビタミンEの働きを助けて代謝を促し、
できたシミやくすみを薄くする効果も。

ビタミンE（VE）

高い抗酸化作用でメラニン色素の沈着を防
ぐ。血行を促進する働きで皮膚のターンオー
バーを促し、透明感のある肌に。

リコピン（リ）

トマトなどの赤い色素成分。ビタミンEの
100倍以上の高い抗酸化作用で、日焼けの
予防や、日焼けした肌の回復もサポート。

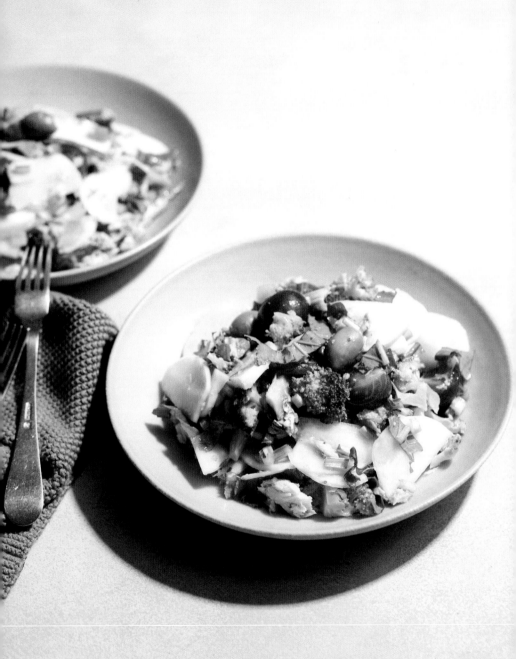

焼きさばとかぶ、トマトの塩麹サラダ

葉にビタミンCが豊富なかぶと、"食べる美白美容液"の
トマトで紫外線ケア。焼きさばのボリュームで満足度も高。

材料：1〜2人分

焼きさば（市販） VE ……1きれ（110g）
かぶ（葉付き） VC VE ……2個（300g）
ミニトマト VC リ ……6個
ブロッコリー VC VE ……2/3個（200g）
グリーンオリーブ（水煮・種なし） VE ……8粒
A 塩麹 ……小さじ1
　レモン汁 VC ……1/2個分
　塩 …… 少量
　EXVオリーブオイル VE …… 小さじ2

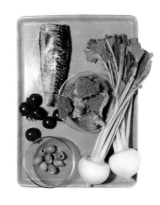

作り方：

① 焼きさばは皮ごと身をほぐす。

② かぶの根は3〜4mm厚さの半月切りにし、葉は粗く刻む。ミニトマトは
縦半分に切る。

③ ブロッコリーは小さ目に切る。耐熱容器に入れてラップをし、電子レ
ンジで1分半加熱したら、粗熱を取る。

④ 大き目のボウルに**1**、**2**、**3**、オリーブ、**A**を入れて和える。

MEMO

・さばは、抗酸化作用にかかわるミネラルの一種、セレンを含み、エイジングケ
アにもおすすめ。不飽和脂肪酸のDHAは血液をサラサラにする効果が。
・かぶの根には消化を促す酵素のジアスターゼが豊富。1個分の葉に含まれるビタ
ミンCは、ほうれん草1束と同じとも。

糖質：**17.5**g　たんぱく質：**38.4**g　食物繊維：**13.1**g　35

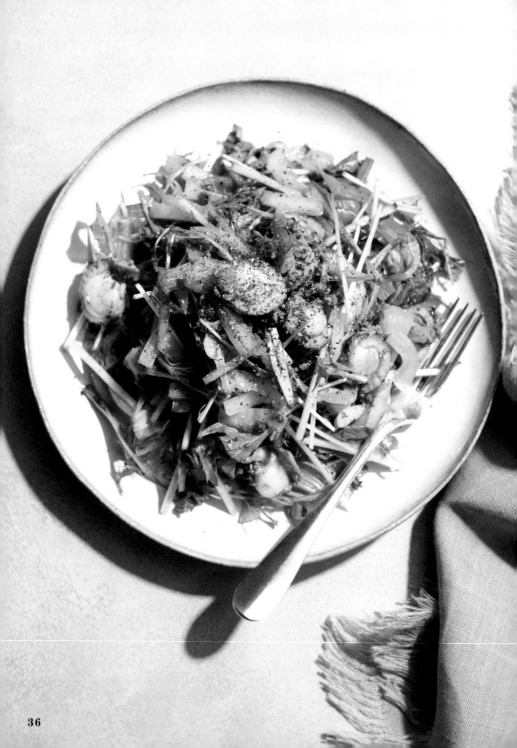

ほたてと水菜、パプリカのトマト和え

うま味が凝縮したほたてとパプリカ、水菜をトマトでまとめた
ピリッとスパイシーなサラダ。バルサミコのほのかな甘さが粋。

材料：1～2人分

ほたて（ボイル）VE ────120g
カットトマト（缶）VC リ ──── 100g
水菜 VC ──── 1/2束（100g）
パプリカ（黄）VC VE ──── 1/2個（80g）
パセリ VC VE ──── 2本（10g）
にんにく──── 1片
チリパウダー──── 小さじ1
顆粒コンソメスープの素──── 小さじ1
塩、黒こしょう──── 各少量
EXVオリーブオイル──── 小さじ1
A バルサミコ酢──── 大さじ1
　　粉チーズ──── 大さじ1
　　EXVオリーブオイル VE ──── 小さじ2
黒こしょう──── 好みで

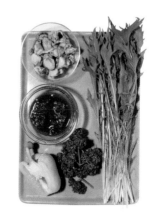

作り方：

① 水菜は3cm長さに切る。パプリカは横半分に切り、5mm幅の細切り
　にする。パセリはみじん切りにする。

② にんにくは粗みじんに切る。

③ フライパンにオリーブオイルを中火で熱し、にんにくを炒める。香りが
　立ってきたら、ほたて、カットトマトを加えて炒める。

④ **3**にチリパウダー、顆粒コンソメスープの素を入れ、塩、黒こしょうを
　ふって味を調える。火を止め、粗熱を取る。

⑤ 大き目のボウルに**1**、**4**、**A**を入れて和える。器に盛り、好みで黒こしょ
　うをふる。

MEMO

・ほたてなどの魚介類は、フライパンで軽く温めると、電子レンジで温めるよりも香
　ばしくなり、生臭さがやわらぐ。

糖質：**16.4**g　たんぱく質：**28.7**g　食物繊維：**6.3**g　37

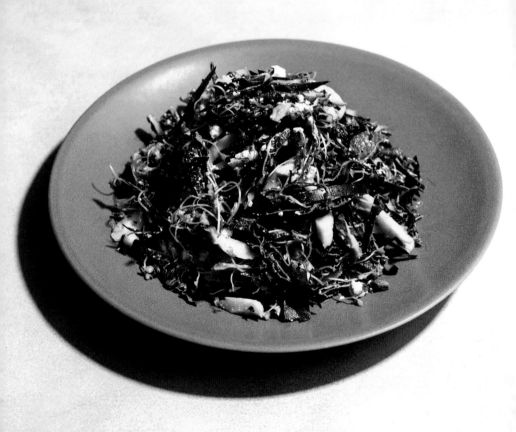

ちくわと紫キャベツのエスニックサラダ

紫キャベツの麗しい紫色のアントシアニンが紫外線をブロック。
ちくわのうま味がサラダをいい塩梅にまとめてくれます。

材料：1〜2人分

ちくわ —— 3本
紫キャベツ (VC) —— 1/8個（100g）
パプリカ（赤）(VC) (VE) —— 1/3個（50g）
ブロッコリースプラウト (VC) (VE)
　　—— 2/3パック（40g）
ドライトマト (リ) —— 5g
A カッテージチーズ —— 50g
　レモン汁 (VC) —— 1/2個分
　クミンシード (VC) (VE) —— 小さじ1
　白すりごま —— 大さじ1
　塩 —— 少量
　EXVオリーブオイル (VE) —— 大さじ1

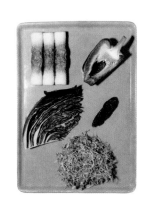

作り方：

① ちくわは縦半分に切り、5mm厚さの斜め薄切りにする。紫キャベツは
　せん切りにする。パプリカは横半分に切り、5mm幅の細切りにする。

② ドライトマトは粗みじんに切る。

③ 大き目のボウルに**2**と**A**を入れて混ぜ合わせる。**1**とブロッコリース
　プラウトを加えて和える。

MEMO

・ブロッコリースプラウトに含まれる、デトックス効果のあるスルフォラファンは成熟
　したブロッコリーの20倍とも。レシピでは、よりスルフォラファンの多い発芽3日目
　の超新芽タイプを使用。

糖質：**22.9**g　たんぱく質：**23.3**g　食物繊維：**6.4**g　39

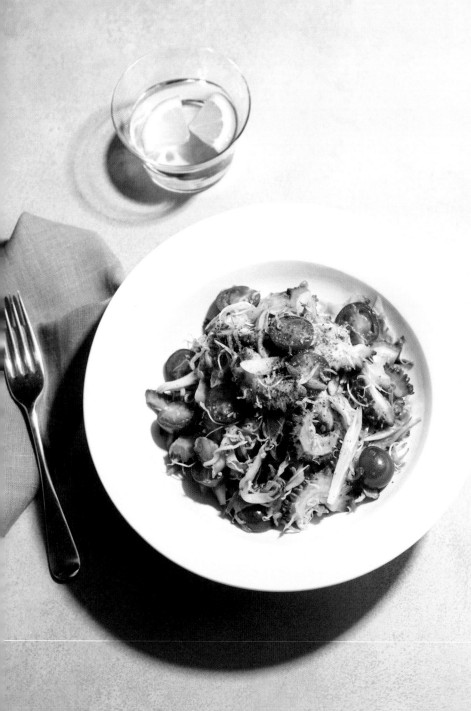

じゃことゴーヤ、トマトのサラダ

塩味、甘味、酸味、苦味、そしてうま味がじゅわっとあふれだす夏サラダ。ナンプラー&レモンでほんのりエスニック風。

材料：1〜2人分

ちりめんじゃこ VE ……50g
ゴーヤ VC VE ……1/2本（120g）
ミニトマト VC り ……6個
みょうが ……2個（30g）
まいたけ ……120g
ブロッコリースプラウト VC VE
　　　……1/2パック（25g）
塩 ……少量
EXVオリーブオイル VE ……小さじ1
A ナンプラー ……小さじ2
　黒砂糖 ……小さじ1
　レモン汁 VC ……1/2個分
　EXVオリーブオイル VE ……小さじ2
一味唐辛子 ……好みで

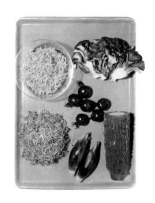

作り方：

① ゴーヤは縦半分に切り、3mm厚さに半月切りにする。まいたけは食べやすい大きさにほぐす。

② ミニトマトは縦半分に切る。みょうがは縦半分に切り、せん切りにする。

③ フライパンにオリーブオイルを中火で熱し、ちりめんじゃこと**1**を軽く炒める。塩をふって、さっと混ぜ合わせたら火を止め、粗熱を取る。

④ 大き目のボウルに**A**を入れて混ぜ合わせる。**2**、**3**、ブロッコリースプラウトを加えて和える。器に盛り、好みで一味唐辛子をふる。

MEMO

・ちりめんじゃこには牛乳以上のカルシウムが含まれる。
・まいたけに含まれるエルゴステロールは、紫外線に当たるとビタミンDに変化し、カルシウムの代謝をサポート。免疫力を上げるβ-グルカンも豊富。

糖質：**14.2**g　たんぱく質：**26.9**g　食物繊維：**9.7**g

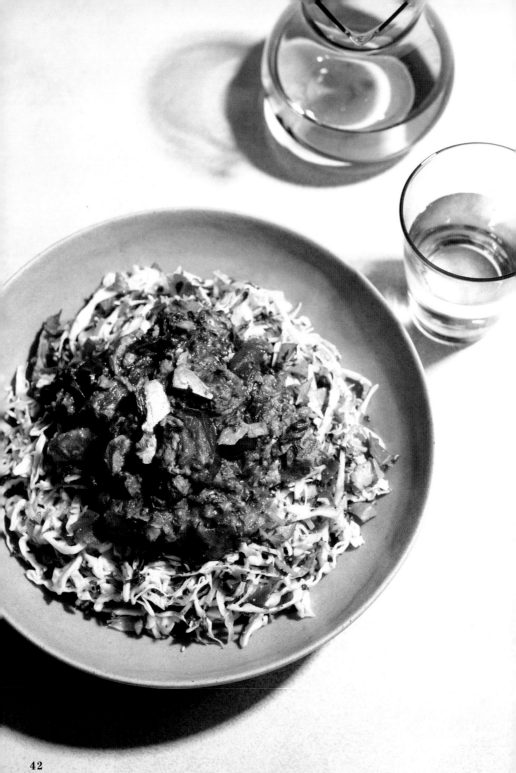

さば缶トマトのコールスロー

キャベツに三つ葉とパセリをプラスした香るコールスロー。
クミン風味のさば味噌トマトをのっければパワーサラダに。

材料：1〜2人分

さば味噌煮缶 VE ——1缶（130g）
ミニトマト VC リ ——5個
キャベツ VC —— 小1/6個
　　（100g／または葉を3〜4枚）
三つ葉 VC VE —— 2束（40g）
パセリ VC VE —— 1〜2本（10g）
A 黒酢 —— 大さじ1
　　白すりごま VE —— 大さじ2
　　クミンシード VC VE —— 小さじ1/2
　　塩、黒こしょう —— 各少量
　　EXVオリーブオイル VE —— 大さじ1

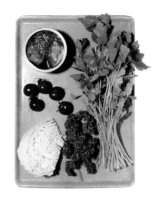

作り方：

① さば味噌煮、ミニトマトを耐熱容器に入れてラップをし、電子レンジで2分加熱する。スプーンなどでさばの身をほぐしながら和え、粗熱を取る。

② キャベツはせん切りにする。三つ葉は3cm幅に切る。パセリはみじん切りにする。

③ 大き目のボウルに**2**と**A**を入れて和える。器に盛り、**1**をかける。

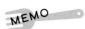

MEMO

・香りのよい三つ葉は、β-カロテンやカリウムも豊富。
・パセリのビタミンC含有量は、野菜の中でもトップ。

糖質：**18.9**g　たんぱく質：**27.5**g　食物繊維：**6.4**g　43

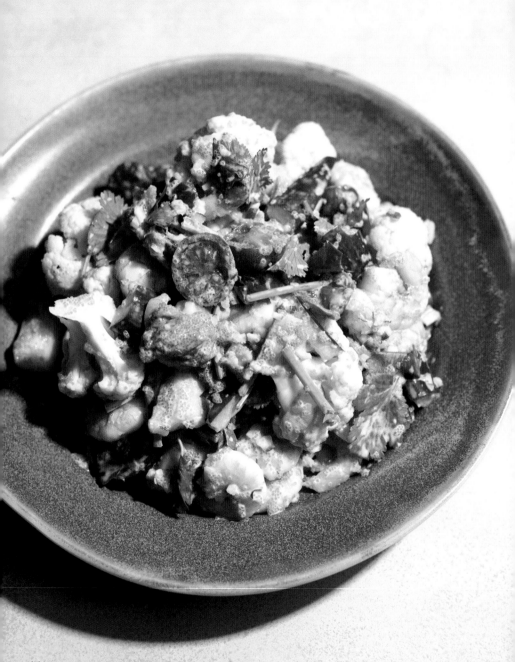

えびとカリフラワーの明太わさび和え

ビタミンCとEたっぷりの食材を、明太子ソースで和えて
大人っぽい味に。すだちは栄養豊富な皮も丸ごと使います。

材料：1〜2人分

むきえび（ボイル）VE ……120g
カリフラワー VC ……1/3個（150g）
ミニトマト VC り ……6個
パクチー VC VE ……10本（20g）
きゅうり……1本（100g）
明太子 VE ……1本（40g）
A マヨネーズ……大さじ1
　　本わさび（チューブ）……小さじ1
　　すだち汁 VC ……1個分
　　すだちの皮 VC ……1個分（みじん切り）
　　EXVオリーブオイル VE ……大さじ1

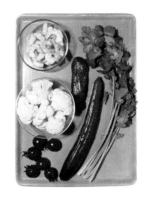

作り方：

① カリフラワーは食べやすい大きさに切る。耐熱容器に入れてラップをし、電子レンジで2分加熱する。水けをきって、粗熱を取る。

② ミニトマトは縦半分に切る。パクチーは2cm長さに切る。きゅうりは包丁でたたいてから、食べやすい大きさに切る。

③ 明太子はスプーンなどで身をこそげとる。大き目のボウルに**A**とともに入れ、混ぜ合わせる。えび、**1**、**2**を加えて和える。

MEMO

・えびは良質なたんぱく源。赤い色は抗酸化作用のあるアスタキサンチンで、エイジングケアにも。冷凍えびを使う場合は解凍してから使用。
・パクチーは、β-カロテン、ビタミンB₂・Cなどが豊富。デトックス効果も。

糖質：**14.5**g　たんぱく質：**39.3**g　食物繊維：**8.1**g　**45**

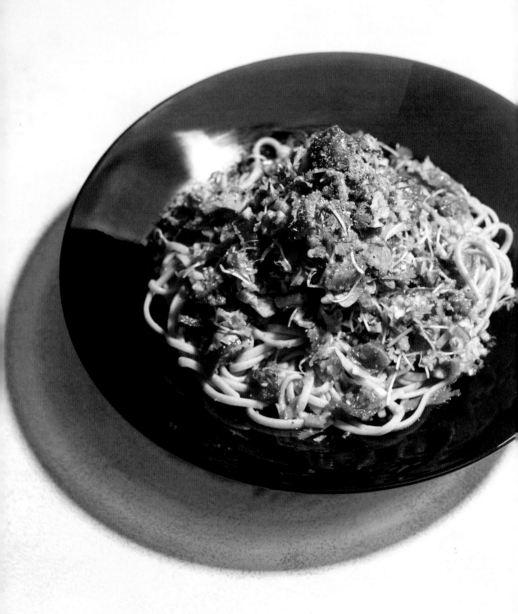

トマトとパクチーの明太そばサラダ

美肌ビタミン豊富なトマトとパクチー、すだちの風味が
クセになる爽やかなひと皿。休日ブランチにもぴったり。

材料：1〜2人分

十割そば（乾麺）……1束（100g）
ミニトマト VC り ……6個
パクチー VC VE ……5本（10g）
ブロッコリースプラウト VC
　　　　……1/2パック（25g）
明太子 VE ……1本（40g）
A ナンプラー……小さじ1
　白すりごま VE ……大さじ1
　すだち汁 VC ……2個分
　すだちの皮 VC ……1個分（みじん切り）
　黒砂糖……小さじ1
　EXVオリーブオイル VE ……大さじ1
粉山椒……好みで

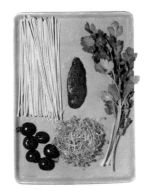

作り方：

① そばは袋の表示通りにゆでる。

② ミニトマトは縦4等分に切る。パクチー、ブロッコリースプラウトはざく
　切りにする。明太子はスプーンなどで身をこそげとる。

③ ボウルに**A**を混ぜ合わせる。**2**を加えて和える。

④ そばがゆで上がったら冷水で締め、水けをきる。器に盛り、**3**をのせ、
　好みで粉山椒をふる。

MEMO

・そばは糖質が高めだが、食後の血糖値の上昇が緩やかな低GI値食品なのでダイ
　エットに◎。つなぎ（小麦粉）を使用しない十割そばがおすすめ。

糖質：**74.4**g　たんぱく質：**26.4**g　食物繊維：**6.6**g

「牛肉より鶏肉」は腸のため

今回の「ベジたんサラダ」には、牛肉を使っていません。という
のも、牛肉は野菜やフルーツに比べて、消化にとても時間がか
かるから。フル稼働で消化が続くと胃腸に負担がかかり、その間、
酵素が消化に多く使われてしまいます。年齢とともに酵素を作り
出す力が落ちる中で、体内酵素が消化に多く使われ続けると、
代謝に使われる酵素が減って、太りやすくなる……という悪循
環に（P.9参照）。また、肉食中心だと発がん性物質を作り出
す悪玉菌が増え、腸内環境が悪化しやすくなります。最近の僕
のたんぱく源はもっぱら、魚や豆、チーズ。とはいえ、肉は体内
で作れない必須アミノ酸も含む食材。肉を食べたいときは、消
化に負担がかかりにくい鶏肉を選んでいます。牛肉を食べるとき
は食べ過ぎに注意し、消化を助けるキャベツなどの野菜と合わ
せたいものです。また、腸内環境をよくするために、グルテンフリー
生活も続けています。グルテンは、腸壁を傷つける可能性もある
ことがわかっています。腸壁＝腸のバリアに穴が開くと、本来吸
収しない細菌などが血管に入りこみ、免疫力の低下や花粉症
など、さまざまな不調につながります。まずは腸を元気にすること
が、キレイへの近道です！

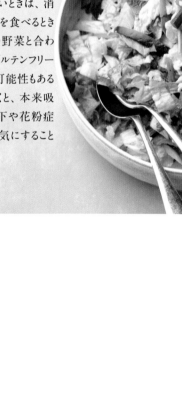

CHAPTER 2-3 —— SALAD FOR PORELESS SKIN

毛穴レス ベジたんサラダ

過剰な皮脂で角栓が詰まる皮脂毛穴、
乾燥や加齢によるたるみ毛穴……。
毛穴地獄に陥ったら、
［ビタミンB_2］［ビタミンB_6］で皮脂コントロールを。
美白効果のある［ビタミンC］も合わせれば、
黒ずみ毛穴の改善にも。
いずれも体内に蓄積されにくく、
疲労時は不足しやすいのでこまめにとりましょう。

◉とりたい栄養素

ビタミンB_2（VB2）

皮脂の分泌をコントロールし、肌のターンオーバーを整えてなめらかな肌に。葉野菜や卵、乳製品に多く含まれる。

ビタミンB_6（VB6）

新陳代謝を促し、ハリやツヤのある肌に。皮脂分泌をコントロールし、毛穴づまりやテカリ、ニキビなどを予防。鶏ささみなどに多い。

ビタミンC（VC）

過剰な皮脂分泌を調整。コラーゲンの生成をサポートして、毛穴の目立たない肌に。抗酸化作用で黒ずみ毛穴もケア。

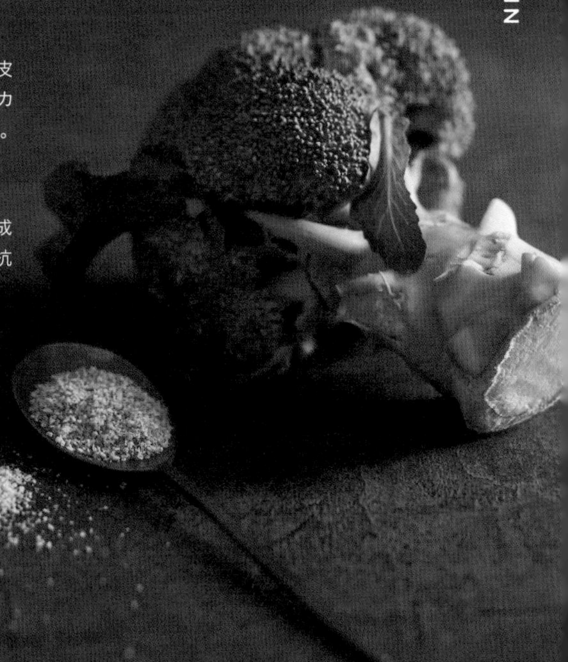

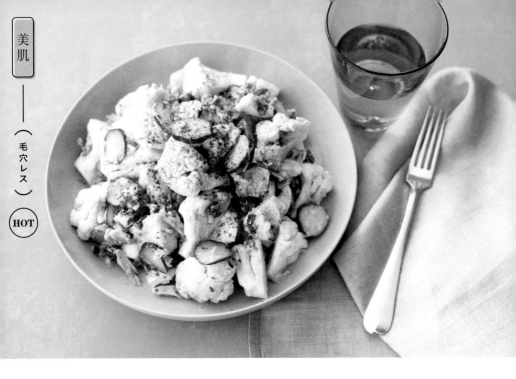

卵とツナ、カリフラワーのサラダ

こんもりカリフラワーの食感もおいしい低糖質レシピ。
卵とツナ、身近な食材のビタミンB群が毛穴レス肌を導きます。

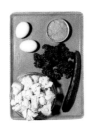

材料：1〜2人分

卵 VB2 ······ 2個

ツナ（ノンオイル）VB6 ······ 1缶（70g）

カリフラワー VC
　　　　　　 ······ 2/3個（350g）

きゅうり ······ 1本（100g）

パセリ VC ······ 1〜2本（10g）

A 塩麹 VB2 VB6 ······ 大さじ1

　レモン汁 VC ······ 1/2個分

　粉チーズ VB2 ······ 大さじ2

　チリパウダー ······ 少量

　EXV オリーブオイル
　　　　　　 ······ 大さじ1

一味唐辛子 VB6 ······ 好みで

作り方：

① ゆで卵を作る。粗熱が取れたら、殻をむく。

② カリフラワーは食べやすい大きさに切る。耐熱容器に入れてラップをし、電子レンジで2分加熱する。水けをきって、粗熱を取る。

③ きゅうりは薄切りにする。パセリはみじん切りにする。

④ 大き目のボウルにツナ、**1**、**2**、**3**、**A**を入れ、ゆで卵をつぶしながら和える。器に盛り、好みで一味唐辛子をふる。

糖質：**19.4**g　たんぱく質：**45.7**g　食物繊維：**12.1**g

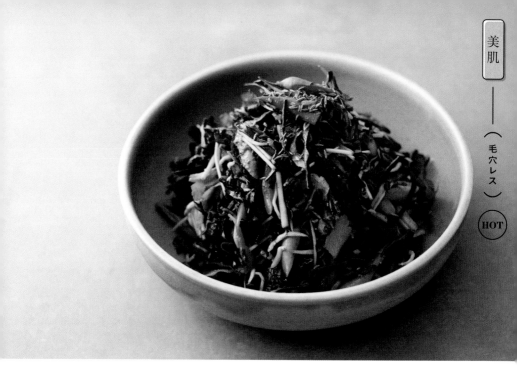

味噌カレー味の紫キャベツサラダ

美容効果の高い味噌とカレー粉のほどよいコクが、野菜をおいしく
まとめるパワーサラダ。クミンの香りがほんのりエキゾチック。

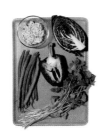

材料：1〜2人分

しらす干し (VB6) …… 80g
紫キャベツ (VC) …… 1/5個(150g)
パプリカ（赤）(VB2) (VC)
　　　…… 1/2個（80g）
三つ葉 (VC) …… 3束（60g）
いんげん (VB2) …… 10本（70g）

A 味噌 (VB2) …… 小さじ2
カレー粉 …… 小さじ1
レモン汁 (VC) …… 1/2個分
クミンシード (VB2) (VB6) (VC)
　　　…… 小さじ1
EXV オリーブオイル
　　　…… 大さじ1

作り方：

① 紫キャベツはせん切りにする。パプリカは横半分に切り、5mm幅の細切りにする。三つ
　葉は3cm長さに切る。

② いんげんは3cm長さに斜めに切る。耐熱容器に入れてラップをし、電子レンジで1分
　加熱する。水けをきって、粗熱を取る。

③ 大き目のボウルに**A**を入れてよく混ぜ合わせる。しらす干し、**1**、**2**を加えて和える。

糖質：**14.0**g　たんぱく質：**21.3**g　食物繊維：**9.5**g　　**51**

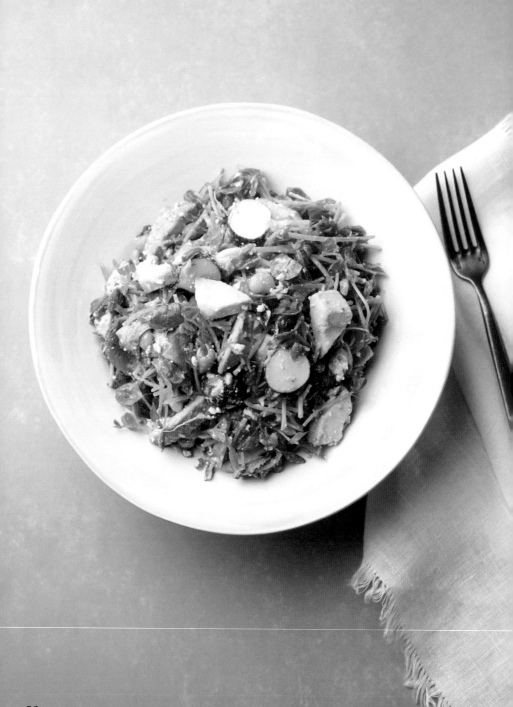

豆苗とアボカド、枝豆の緑のサラダ

緑の野菜の食感をツナとカッテージチーズがフレッシュにつないで。
大豆と緑黄色野菜の栄養いいとこどりな枝豆もたっぷり。

材料：1～2人分

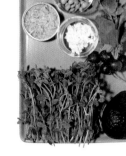

ツナ（ノンオイル）VB6 ……… 1缶（70g）
豆苗 VC ……… 1パック（100g）
アボカド VB2 ……… 1個（150g）
むき枝豆（冷凍）VC ……… 50g
ラディッシュ（葉付き）VC ……… 5個（75g）
A 味噌 VB2 ……… 小さじ2
　　カッテージチーズ VB2 ……… 40g
　　白すりごま VB6 ……… 大さじ1
　　レモン汁 VC ……… 1/2個分
　　EXVオリーブオイル ……… 大さじ1

作り方：

① 豆苗は3cm長さに切る。アボカドは角切りにする。むき枝豆は解凍する。ラディッシュは葉が付いたまま、根を縦半分に切る。

② 大き目のボウルに **A** を入れ、混ぜ合わせる。ツナ、**1** を加えて和える。

MEMO

・ラディッシュは大根の仲間。豊富な消化酵素のアミラーゼは熱に弱いので、生で食べるのがおすすめ。
・カッテージチーズは低カロリーで低糖質・低脂質。ナチュラルチーズなので、乳酸菌が腸の働きを整える。

糖質：**10.0**g　たんぱく質：**32.0**g　食物繊維：**13.7**g

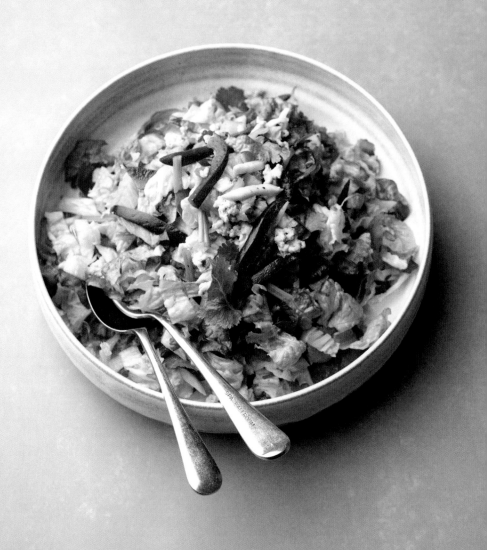

実は、サニーレタスのビタミンCはレタスの3倍以上！
塩麹とナンプラーでひき肉がよりジューシーに。

材料：1～2人分

鶏ひき肉 (VB6) ······ 120g
サニーレタス (VC) ······ 1/2個（150g）
パプリカ（赤） (VB2) (VC) ······ 1/2個（80g）
パクチー (VC) ······ 5本（10g）
エリンギ (VB2) ······ 1本（40g）
にんにく (VB6) ······ 1片
鷹の爪 (VB6) ······ 2本
塩、黒こしょう ······ 各少量
EXVオリーブオイル ······ 小さじ1
A 塩麹 (VB2) (VB6) ······ 小さじ1
　 ナンプラー ······ 小さじ2
　 レモン汁 (VC) ······ 1/2個分
　 EXVオリーブオイル ······ 小さじ2

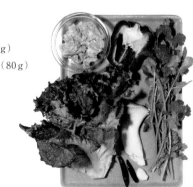

作り方：

① サニーレタスは1cm幅の細切りにする。パプリカは横半分に切り、5mm
　幅の細切りにする。パクチーは3cm長さに切る。

② エリンギは3cm長さの細切りにする。にんにく、鷹の爪は粗みじんに切
　る。

③ フライパンにオリーブオイルを中火で熱し、にんにく、鷹の爪を炒める。
　香りが立ってきたら、鶏ひき肉、エリンギを加え、ひき肉に火が通るまで
　炒める。塩、黒こしょうをふってさっと混ぜたら火を止め、粗熱を取る。

④ 大き目のボウルに**1**、**3**、**A**を入れて和える。

MEMO

・サニーレタスは、β-カロテンやビタミンE、カリウム、食物繊維も豊富。
・エリンギはきのこの中でも食物繊維が多く、低カロリーなので、サラダのかさ増し
　にもおすすめ。

糖質：**11.8**g　たんぱく質：**26.8**g　食物繊維：**6.7**g

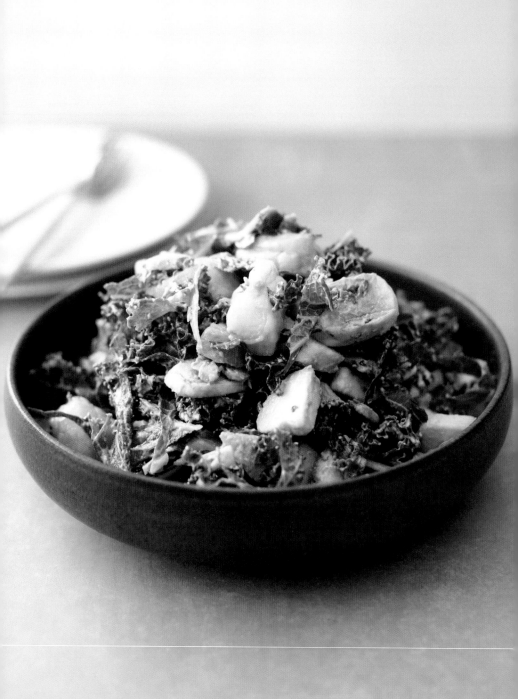

ほたてとケールのクリームチーズサラダ

上品なうま味と、とろける食感の生ほたてに、シャキシャキのケール。
粋な組み合わせにクリームチーズで爽やかなボリュームを。

材料：1〜2人分

ほたて（刺身用）VB2 …… 120g
ケール VC …… 4〜5枚（100g）
アボカド VB6 …… 1個（150g）
ホワイトマッシュルーム VB2 …… 7個（70g）
塩昆布 VB2 …… ふたつまみ
A クリームチーズ VB2 …… 40g
　　　（常温に戻しておく）
　　黒酢 …… 大さじ1
　　おろしにんにく VB6 …… 小さじ1と1/2
　　鷹の爪 VB6 …… 1本（手でちぎる）
　　塩 …… 少量
　　EXVオリーブオイル …… 小さじ2

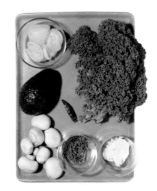

作り方：

① ほたては半分に切り、塩昆布と和える。

② ケールは茎を取って1cm幅の細切りにする。アボカドは角切りにする。
　 マッシュルームは薄切りにする。

③ 大き目のボウルに**A**を入れ、よく混ぜ合わせる。**1**、**2**を加えて和える。

MEMO

・ほたては疲労回復効果のあるアスパラギン酸、肝臓の働きを高めるタウリンも豊
　富。葉酸や鉄などミネラルも多い。
・鷹の爪は種も使うと、よりぴりっとした辛さに。辛さを抑えたい場合は、市販の小
　口切りタイプを。

糖質：**9.6**g　たんぱく質：**27.1**g　食物繊維：**11.6**g

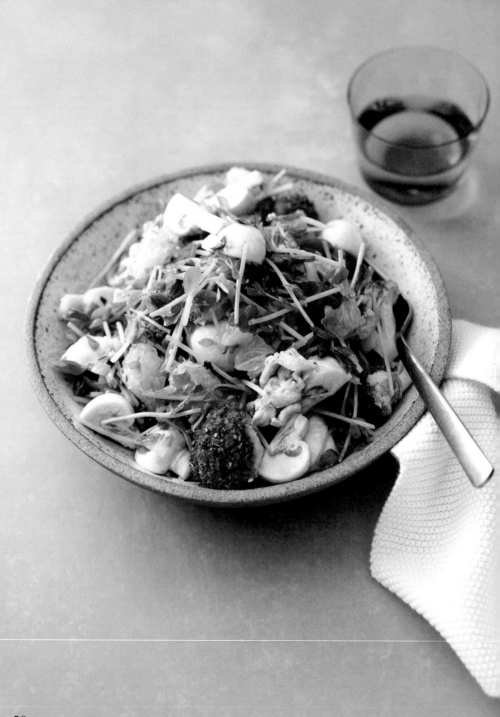

豚肉と豆苗、グレープフルーツのサラダ

豚肉とグレープフルーツは美肌を導くとともに、疲労も回復できる組み合わせ。果汁は口の中でおいしいドレッシングになります。

材料：1〜2人分

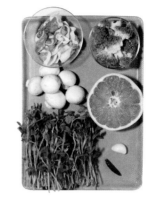

豚薄切り肉 (VB2) ┈┈ 120g
豆苗 (VC) ┈┈ 1パック（100g）
グレープフルーツ (VC) ┈┈ 1/2個（150g）
ホワイトマッシュルーム (VB2) ┈┈ 6個（60g）
ブロッコリー (VC) ┈┈ 1/3個（100g）
にんにく (VB6) ┈┈ 1片
塩、黒こしょう ┈┈ 各少量
クミンシード (VB2) (VB6) (VC) ┈┈ 小さじ1
EXVオリーブオイル…小さじ1
A 塩麴 (VB6) ┈┈ 小さじ1
　レモン汁 (VC) ┈┈ 1/2個分
　鷹の爪 (VB6) ┈┈ 1本（手でちぎる）
　塩 ┈┈ 少量
　EXVオリーブオイル ┈┈ 小さじ2

作り方：

① 豚肉はひと口大に、にんにくは粗みじんに切る。フライパンにオリーブオイルを中火で熱し、にんにくを炒める。香りが立ってきたら、豚肉を入れて炒める。肉に火が通ったら、塩、黒こしょう、クミンシードをふる。全体を混ぜて火を止め、粗熱をとる。

② 豆苗は3cm長さに切る。グレープフルーツはひと口大に切り、薄皮を取る。マッシュルームは4等分に切る。

③ ブロッコリーは小房に分ける。耐熱容器に入れてラップをし、電子レンジで1分半加熱する。水けをきって、粗熱を取る。

④ 大き目のボウルに**A**を入れ、混ぜ合わせる。**1**、**2**、**3**を加えて和える。

MEMO

・ブロッコリーは、ビタミンC・E・K、カリウム、食物繊維などが豊富な栄養価の高い野菜。鮮度が落ちやすいので、早めに食べきるのが◎。

糖質：**20.8**g　たんぱく質：**31.8**g　食物繊維：**9.3**g

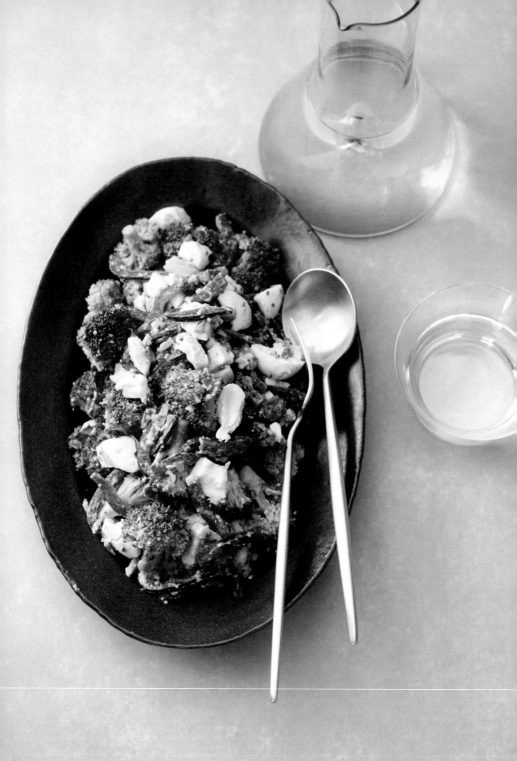

卵とブロッコリーの粒マスタードサラダ

卵はビタミンC以外の栄養素を含む完全栄養食品。
粒マスタードをまとった卵のコクが美味。

材料：1〜2人分

卵 (VB2) ……2個
ブロッコリー (VC) ……1個弱（250g）
パプリカ（赤）(VB2) (VC) ……1個（160g）
カマンベールチーズ (VB2) ……40g
きゅうりのピクルス ……1個（40g）
A 粒マスタード ……大さじ1
　　白ワインビネガー ……大さじ1
　　白すりごま (VB6) ……大さじ1
　　クミンシード (VB2) (VB6) (VC) ……小さじ1
　　塩 ……少量
　　EXVオリーブオイル ……大さじ1

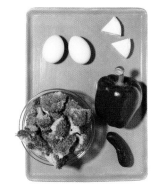

作り方：

① ゆで卵を作る。粗熱が取れたら、殻をむく。

② ブロッコリーは小房に分ける。耐熱容器に入れてラップをし、電子レンジで1分半加熱する。水けをきって、粗熱を取る。

③ パプリカは横半分に切り、5mm幅の細切りにする。カマンベールチーズは薄切りにする。ピクルスは粗みじんに切る。

④ 大き目のボウルに**1**、**2**、**3**、**A**を入れ、ゆで卵をつぶしながら和える。

MEMO

・きゅうりのピクルスはコルニッション（小きゅうり）を使用。なければ普通のきゅうりのピクルスを。
・クミンシードは、ビタミンB₂・B₆・C・Eなどの美肌にマストな栄養素を含み、胃腸の働きも助ける。

ビューティードレッシング

ちょっと味変したいときにも便利なドレッシング。ビタミンE豊富な
EXVオリーブオイルをベースに、ビタミンCたっぷりのレモンやす
だち、発酵食品の味噌や塩麹、抗酸化作用の高いごまやクミン
など、美容にいい食材を使ったビューティーレシピです。材料を
合わせるだけだから簡単。肉や魚料理にも使えるので便利です。

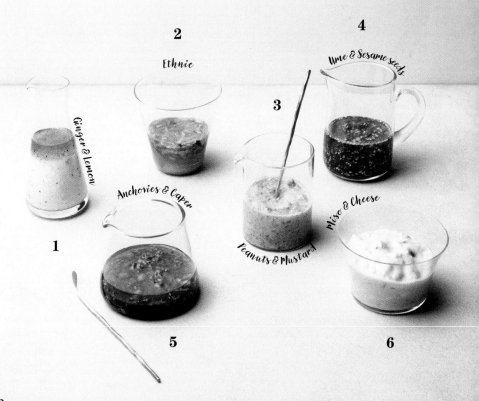

2

Ethnic

4

Ume & Sesame seeds

Ginger & Lemon

3

Anchovies & Caper

Miso & Cheese

1

Peanuts & Mustard

5

6

1

ジンジャーレモンドレッシング

すがすがしい味が、
どんなサラダにも合う万能系。

作り方：

塩麴（大さじ2）、白すりごま（大さじ2）、
おろししょうが（小さじ2）、レモン汁（1個
分）、黒こしょう（少量）、EXVオリーブオ
イル（大さじ2）をよく混ぜ合わせる。

2

エスニックドレッシング

パクチーのさわやかな風味がおいしい。
肉や魚料理にも合う。

作り方：

パクチーの葉（1本、みじん切り）、おろししょ
うが（小さじ2）、ナンプラー（大さじ1）、
黒砂糖（小さじ1）、鷹の爪（1本、手でち
ぎる）、レモン汁（1個分）、EXVオリーブ
オイル（大さじ2）をよく混ぜ合わせる。

3

ピーナッツマスタードドレッシング

まろやかさの中に、ちょうどいい
酸味と刺激がクセになる。

作り方：

無糖ピーナッツバター（大さじ2）、粒マス
タード（大さじ2）、酢（大さじ2）、クミンシー
ド（小さじ1）、塩（少量）、EXVオリーブ
オイル（大さじ1）をよく混ぜ合わせる。

4

梅ごまドレッシング

梅と大葉を黒酢でさっぱりとまとめて。
そばなどの麺類にも合う。

作り方：

梅干し（2個、種を取ってたたく）、大葉（5
枚、せん切り）、いりごま（大さじ1）、黒酢
（大さじ2）、EXVオリーブオイル（大さじ2）
をよく混ぜ合わせる。

5

アンチョビとケッパーのドレッシング

たとえばキャベツなど、ひとつの食材に
かけるだけでも粋なひと皿に。

作り方：

アンチョビフィレ（3枚、みじん切り）、パセ
リ（1〜2本、みじん切り）、ケッパー（大さ
じ1）、バルサミコ酢（大さじ2）、ライム汁（1/2
個分）、EXVオリーブオイル（大さじ2）を
ボウルなどに入れ、アンチョビをつぶしなが
らよく混ぜ合わせる。

6

味噌チーズドレッシング

こっくりとした中に絶妙な酸味と
ピリ辛味で、味変にぴったり。

作り方：

味噌（大さじ1と1/2）、クリームチーズ（大
さじ2）、すだち汁（3個分）、チリパウダー
（小さじ1）、すだちの皮（2個分、みじん切
り）、EXVオリーブオイル（大さじ2）をよ
く混ぜ合わせる。

CHAPTER 3

美ボディを作るレシピ

体づくりに必要な栄養素をバランスよく取りながら、
すっきりとしたヘルシーボディを導くのも「ベジたんサラダ」。
むくみを解消したり、トレーニング効果を上げたり。
健康的にやせて、自分らしい美しさをキープするために。

むくみ解消

ベジたんサラダ

ぷっくりむくむと切なくなる、顔や手足。
むくみは、水分や塩分（ナトリウム）のとりすぎ、
栄養バランスの乱れによって
水分代謝が滞ることなどが原因。
余分な塩分を排出する［カリウム］［クエン酸］、
デトックス効果のある［サポニン］をとってケアを。

● とりたい栄養素

カリウム（カ）

むくみの大きな原因とされる、塩分のとりす
ぎによる体内の過剰なナトリウムを排出し
て、むくみを解消。血圧を下げる効果も。

クエン酸（ク）

梅干しや柑橘類などの酸味成分。利尿作用
があり、脂肪の代謝を高め、体内の老廃物
を分解・排出。血液やリンパの流れも整える。

サポニン（サ）

大豆など豆類に多く含まれる。高い利尿効
果で余分な水分を排出。体内の水分バラン
スを調整し、むくみを解消。

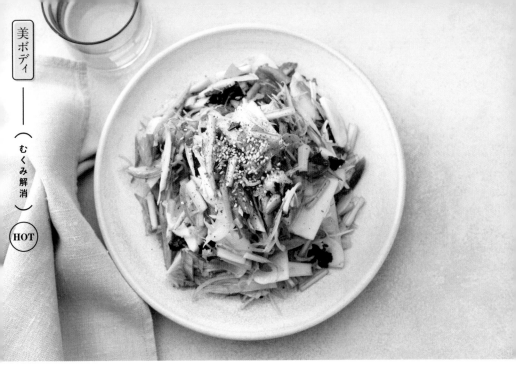

じゃことかぶ、みょうがのサラダ

みょうがとごぼう、クセのある味をかぶのみずみずしさでマイルドに。
天日干しで栄養もおいしさも凝縮されたじゃこを、うまみ出しに。

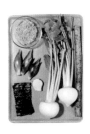

材料：1〜2人分
ちりめんじゃこ㋕ …… 40g
かぶ …… 2個（300g）
みょうが㋕ …… 3個（45g）
ごぼう …… 1/2本（80g）
しょうが㋕ …… 1片（10g）
焼き海苔㋕ …… 全形1枚
（おにぎり用の3切なら3枚）

A 黒酢 …… 大さじ1
　 ナンプラー …… 小さじ2
　 EXVオリーブオイル
　 …… 大さじ1
一味唐辛子、白いりごま㋕
　 …… 好みで

作り方：
① かぶの根は3mm厚さのいちょう切りに、葉は3cm長さに切る。みょうがは縦半分に切って、せん切りにする。しょうがはせん切りにする。海苔は手でちぎる。
② ごぼうは縦4等分に切って、斜め薄切りにする。耐熱容器に入れてラップをし、電子レンジで2分加熱したら、粗熱を取る。
③ 大き目のボウルに、ちりめんじゃこ、**1**、**2**、**A**を入れて和える。器に盛り、好みで一味唐辛子、白いりごまをふる。

糖質：**17.4g**　たんぱく質：**24.3g**　食物繊維：**12.6g**

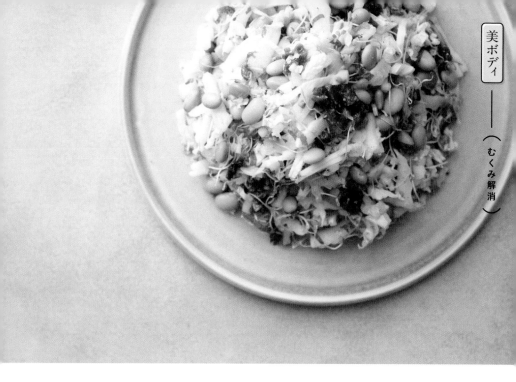

2種の豆と白菜の梅サラダ

豆たっぷりで噛む回数が増えるので、満腹感もよりアップ。
梅の酸味と大葉のすがすがしさですっきりとしたおいしさ。

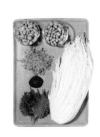

材料：1〜2人分

むき枝豆（冷凍）カ サ ⋯⋯ 100g
大豆（水煮）カ サ ⋯⋯ 80g
白菜 カ ⋯⋯ 1/5個（400g）
大葉 ⋯⋯ 10枚（10g）
梅干し ク ⋯⋯ 大1個
ブロッコリースプラウト
　　　⋯⋯ 1/2パック（25g）

A 酢 ク ⋯⋯ 大さじ1
ナンプラー ⋯⋯ 小さじ1
白すりごま カ ⋯⋯ 大さじ1
本わさび（チューブ）カ
　　　⋯⋯ 小さじ1
EXVオリーブオイル
　　　⋯⋯ 大さじ1

作り方：

① 枝豆は解凍する。白菜は1cm幅の細切りにする。大葉はせん切りにする。梅干しは
種を取り、包丁でたたく。

② ボウルに**A**を入れて混ぜ合わせる。大豆、**1**、ブロッコリースプラウトを加えて和える。

糖質：**14.9**g　たんぱく質：**29.6**g　食物繊維：**18.1**g　**67**

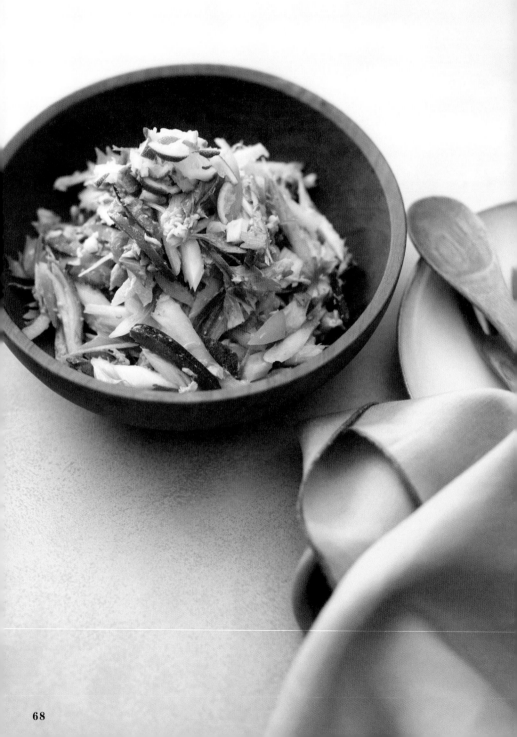

香り野菜とパプリカのさっぱりサラダ

カリウム豊富なセロリ&みょうがのすっと抜ける香りもごちそう。
塩麹+豆乳のまろやかな味とともに。

材料：1～2人分

セロリ（葉付き）⑰ ⋯⋯ 1本（150g）
パプリカ（赤）⑰ ⋯⋯ 1/2個（80g）
パプリカ（黄）⑰ ⋯⋯ 1/2個（80g）
みょうが⑰ ⋯⋯ 3個（45g）
ツナ（ノンオイル）⑰
　　⋯⋯ 1と1/2缶（100～110g）
すだち⑦ ⋯⋯ 2個（80g）
A 塩麹 ⋯⋯ 小さじ1
　｜ 白すりごま⑰ ⋯⋯ 大さじ1
　｜ 豆乳（成分無調整）⑰⑨ ⋯⋯ 大さじ2
　｜ 塩 ⋯⋯ 少量
　｜ EXVオリーブオイル ⋯⋯ 大さじ1

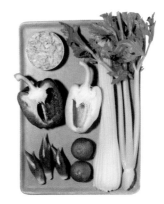

作り方：

① セロリの茎は縦半分に切って斜め薄切りに、葉はざく切りにする。パプリカは横半分に切り、5mm幅の細切りにする。みょうがは縦半分に切ってせん切りにする。

② すだちは半分に切って果汁を絞る。その後、皮を粗く刻む。

③ ボウルに**1**、**2**、ツナ、**A**を入れて和える。

MEMO

・セロリはビタミンCをはじめ、ビタミンやミネラルをバランスよく含む。独特の香り
　成分のアピインやセネリンには、イライラを和らげ、リラックスさせる効果も。
・パプリカは、赤と黄どちらか1個でもOK。

糖質：**17.8**g　たんぱく質：**23.1**g　食物繊維：**6.7**g　**69**

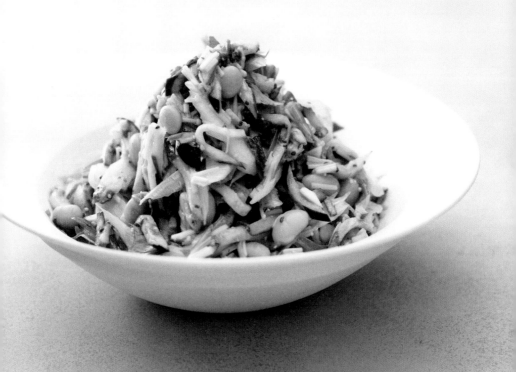

夏野菜に含まれるカリウムの利尿効果で、むくみもスッキリ。
梅とマスタードの爽やかなコクで、暑い日でもさっぱりおいしい。

材料：1〜2人分

むき枝豆（冷凍）カサ …… 130g
きゅうり カ …… 1本（100g）
セロリ（葉付き）カ …… 1本（150g）
なす カ …… 1本（80g）
えのきだけ カ …… 1パック（100g）
梅干し ク …… 大1個
塩、黒こしょう …… 各少量
EXVオリーブオイル …… 小さじ1
A　粒マスタード カ …… 大さじ1
　│　白ワインビネガー …… 大さじ1
　│　EXVオリーブオイル …… 小さじ2

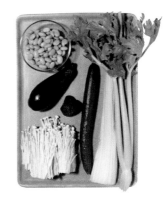

作り方：

① 枝豆は解凍する。きゅうり、セロリは5mm幅の細切りにする。梅干しは
　種を取り、包丁でたたく。

② なすは5mm幅の細切りにする。えのきだけは1cm長さに切る。

③ フライパンにオリーブオイルを中火で熱し、**2**を炒める。塩、黒こしょう
　をふり、さっと混ぜたら火を止め、粗熱を取る。

④ 大き目のボウルに**A**を入れ、混ぜ合わせる。**1**、**3**を加えて和える。

MEMO

・えのきだけは、食物繊維やビタミンB1をはじめ、気持ちを落ち着かせ、前向きにさ
　せてくれるGABA（γ-アミノ酪酸）も含む。

糖質：**17.5**g　たんぱく質：**21.4**g　食物繊維：**15.4**g　71

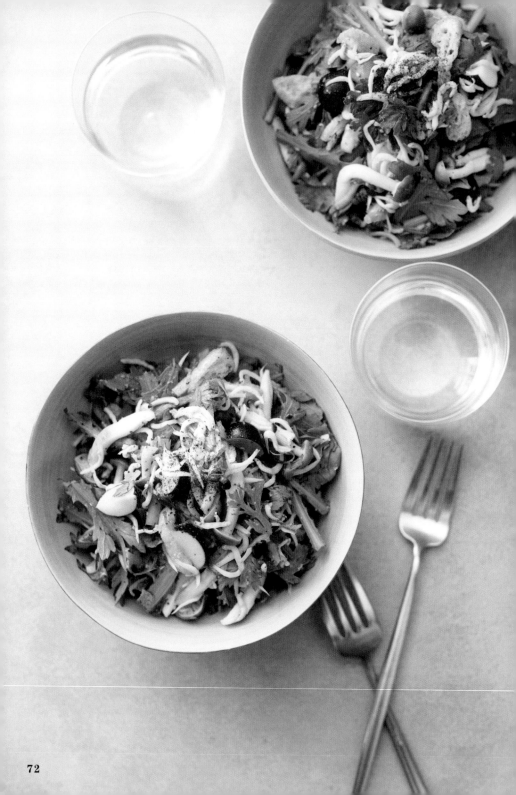

生の春菊はやわらかくて香りもよく、苦味もマイルドでサラダ向き。
しらすとナンプラーのうまみが味を決めてくれます。

材料：1〜2人分

しらす干し ⓐ……80g
春菊 ⓐ……1/2束（100g）
ラディッシュ ⓐ……5個（75g）
しめじ ⓐ……1パック（100g）
油揚げ ⓐ ⓢ……1枚（30g）
塩、黒こしょう……各少量
EXVオリーブオイル……小さじ1
A ナンプラー……小さじ2
　　 白すりごま ⓐ……大さじ1
　　 ライム汁 ⓥ……1/2個分
　　 鷹の爪……1本（手でちぎる）
　　 EXVオリーブオイル……小さじ2
一味唐辛子……好みで

作り方：

① 春菊は5cm長さに切る。ラディッシュは根は縦4等分に切り、葉はざ
　 く切りにする。

② しめじはほぐす。油揚げは細切りにする。

③ フライパンにオリーブオイルを中火で熱し、**2**を軽く炒める。塩、黒こしょ
　 うをふり、さっと混ぜたら火を止めて、粗熱を取る。

④ 大き目のボウルに**A**を入れ、混ぜ合わせる。しらす干し、**1**、**3**を加
　 えて和える。器に盛り、好みで一味唐辛子をふる。

MEMO

・春菊は「食べる風邪薬」とも呼ばれ、栄養素は野菜の中でもトップクラス。β-カ
　ロテン、ビタミンCなどの美肌ビタミン、カルシウム、鉄、葉酸なども豊富。

美ボディ —（むくみ解消）HOT

しらすと春菊、ラディッシュのサラダ

糖質：**5.0**g　たんぱく質：**29.6**g　食物繊維：**9.5**g

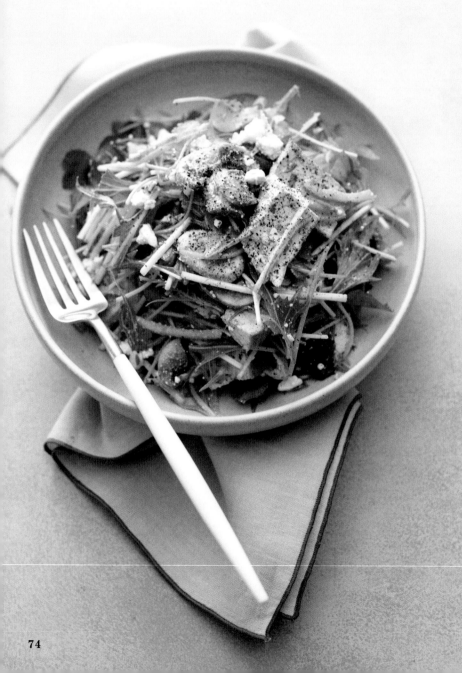

厚揚げと水菜のアンチョビチーズサラダ

水菜と三つ葉、生のマッシュルームの食感で食べ飽きない。
アンチョビとカッテージチーズで和えれば、こなれた味に。

材料：1〜2人分

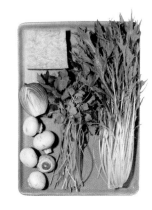

厚揚げ ⓚ ⓢ ……… 1個（150g）
水菜 ⓚ ……… 1/2束（100g）
三つ葉 ⓚ ……… 2束（40g）
ホワイトマッシュルーム ⓚ ……… 5個（50g）
紫玉ねぎ ……… 1/4個（40g）
A カッテージチーズ ……… 40g
  アンチョビ（フィレ）……… 2枚
  バルサミコ酢 ⓢ ……… 大さじ1
  塩、黒こしょう ……… 各少量
  EXVオリーブオイル ……… 大さじ1
黒こしょう ……… 好みで

作り方：

① テフロン加工のフライパンを中火で熱し、厚揚げの両面を温める程度に焼く。粗熱が取れたら、5mm厚さに切る。

② 水菜、三つ葉は3cm長さに切る。マッシュルーム、紫玉ねぎは薄切りにする。

③ 大き目のボウルに**A**を入れ、アンチョビをつぶしながら混ぜ合わせる。**1**、**2**を加えて和える。器に盛り、好みで黒こしょうをふる。

MEMO

・マッシュルームを生で食べる場合は、かさがしまって、内側が黒ずんでいないものを。鮮度が落ちやすいので早めに食べたい。

糖質：**9.0**g　たんぱく質：**30.7**g　食物繊維：**6.7**g　75

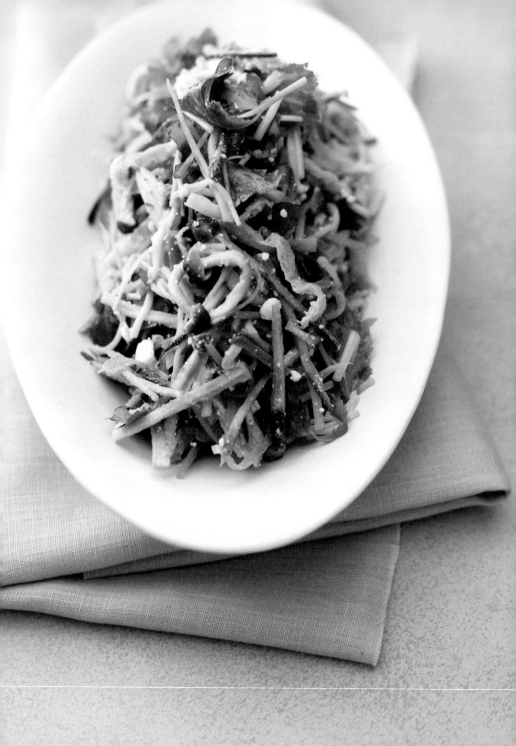

根菜ときのこの梅チーズサラダ

腸内環境を整えながら、スッキリボディを導く根菜×きのこ。
食物繊維が豊富な食材は、噛むたびにおいしさがしみます。

材料：1〜2人分

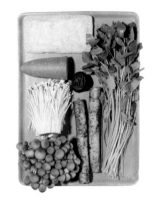

ごぼう ⓐ …… 2/3本（100g）
にんじん ⓐ …… 1/2本（80g）
しめじ …… 1パック（100g）
えのきだけ ⓐ …… 1パック（100g）
油揚げ ⓐⓢ …… 1枚（30g）
三つ葉 ⓐ …… 2束（40g）
梅干し ⓒ …… 大1個
A カッテージチーズ …… 60g
　　酢 ⓥ …… 大さじ1
　　塩 …… 少量
　　EXVオリーブオイル …… 小さじ2

作り方：

① ごぼう、にんじんはせん切りにする。しめじはほぐす。えのきだけは半分に切る。油揚げは5mm幅の細切りにする。

② ごぼうとにんじんを耐熱容器に入れてラップをし、電子レンジで2分加熱する。いったん取り出し、しめじ、えのきだけ、油揚げを加えて再びラップをし、さらに2分加熱したら、粗熱を取る。

③ 三つ葉は2cm長さに切る。梅干しは種を取って、包丁でたたく。

④ 大き目のボウルに**2**、**3**、**A**を入れて和える。

MEMO

・梅干しのクエン酸はレモン以上。「一日一粒で医者いらず」といわれるように、疲労回復、血栓予防、肝機能の強化、エイジングケアなど、小さくても美容・健康効果は絶大。

糖質：**22.0**g　たんぱく質：**23.2**g　食物繊維：**17.0**g

ぬか漬けの乳酸菌は最強

毎日、ぬか漬けを食べています。塩とぬかを混ぜたぬか床に野菜を漬け込むぬか漬けは、日本の発酵食品であり、腸内環境を整える植物性乳酸菌の宝庫。実は、ぬか漬けの乳酸菌はとってもパワフル! ヨーグルトなどの乳酸菌は加熱調理や体温で死滅しますが、腸内で善玉菌のえさとなって腸内環境を整えるサポートをします。一方、ぬか漬けの乳酸菌は腸まで生きたまま届くので、悪玉菌にダイレクトに効いて、腸内環境をよくしてくれるんです。また、野菜はぬか漬けにすることでビタミンB_1などが何倍にも増えることがわかっています。だから、ぬか漬けを食べ続けると肌の調子がよくなり、便秘も改善されるんですね。ぬか床の管理や毎日のかき混ぜが面倒なら、市販のぬか床が便利。僕が使っている「みたけ」の発酵ぬか床は、パッケージの中に野菜を直接漬けて冷蔵庫に入れておけば、手軽にぬか漬けができます。かき混ぜも1週間に1回でOKなので気が楽。にんじんやきゅうり、ズッキーニやみょうがなどを漬けています。そのまま食べるのはもちろん、刻んでドレッシングに入れてもおいしいですよ。

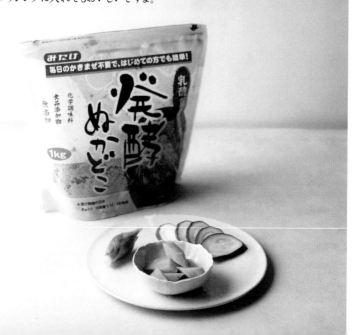

美髪

ベジたんサラダ

紫外線やヘアカラーで傷みがちな髪。
髪の毛の主成分ケラチンは、たんぱく質の一種です。
美髪のためには、何はさておき［たんぱく質］。
日本人に不足しやすい［亜鉛］［ヨウ素］の
ミネラルも意識してとって、
健やかな美髪が育つ環境を整えましょう。

●とりたい栄養素

たんぱく質（た）

健康な髪を育む源。髪の主成分であるケラチンが不足すると髪が細くなり、ツヤがなくなり、パサつきや抜け毛の原因に。

亜鉛（亜）

ケラチンを合成するときに必要な栄養素。不足すると髪の成長が阻害され、抜け毛の原因にも。肉や魚、卵やナッツ類に多い。

ヨウ素（ヨ）

基礎代謝を促し、たんぱく質の合成を促進。髪の成長をサポートし、抜け毛などを予防・改善。ツヤをよくする働きも。海藻類に多い。

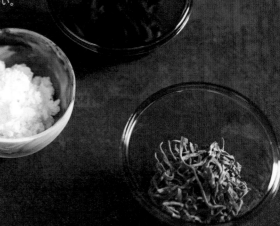

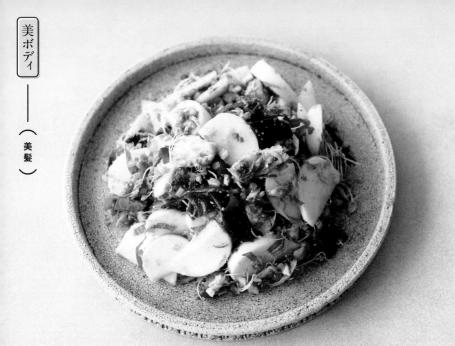

焼きさばとわかめ、かぶの明太サラダ

髪のツヤをよくするヨウ素はわかめに豊富。
野菜を切って、コンビニの焼きさばをほぐして和えるだから簡単！

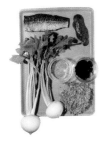

材料：1〜2人分
焼きさば（市販）た⚫
　　…… 1きれ（100g）
明太子 た⚫ …… 1本（40g）
わかめ（乾燥）ヨ …… 5g
かぶ（葉付き）…… 2個（300g）
ブロッコリースプラウト
　　…… 1/2パック（25g）

A 黒酢 …… 大さじ1
　白すりごま⚫ …… 大さじ2
　EXVオリーブオイル
　　…… 大さじ1

作り方：
① 明太子はスプーンなどで身をこそげ取る。わかめは湯で戻し、水けをきる。かぶの根
　は縦16等分程度のくし形に切り、葉は粗く刻む。
② 大き目のボウルに焼きさばを皮ごとほぐして入れる。**1**、ブロッコリースプラウト、**A**を加
　えて和える。

糖質：**12.8**g　たんぱく質：**41.5**g　食物繊維：**8.6**g

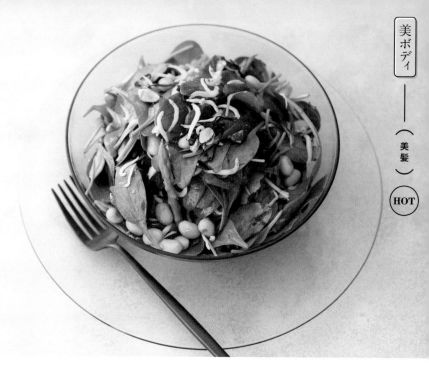

豆としらすとほうれん草のサラダ

ミックスビーンズは手軽なたんぱく源。しらすと塩昆布の塩けで
生で食べられるサラダほうれん草のシンプルなおいしさを味わって。

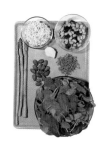

材料：1〜2人分

ミックスビーンズ た ……110g
しらす干し た 個 ……50g
サラダほうれん草 ……150g
アスパラガス ……3本（75g）
しょうが ……1片（10g）
アーモンド（無塩・ロースト）個
　　　　……15粒

A 黒酢 …… 大さじ1
　塩昆布 ⑤ …… ふたつまみ
　EXV オリーブオイル
　　　…… 大さじ1

作り方：

① サラダほうれん草は大きければ食べやすい大きさにちぎる。しょうがはせん切りにする。
　アーモンドは粗く刻む。

② アスパラガスは3〜5cm長さの斜め切りにする。耐熱容器に入れてラップをし、電子
　レンジで1分半加熱したら、粗熱を取る。

③ 大き目のボウルにミックスビーンズ、しらす干し、**1**、**2**、**A**を入れて和える。

糖質：**18.6**g　たんぱく質：**28.3**g　食物繊維：**22.9**g　**81**

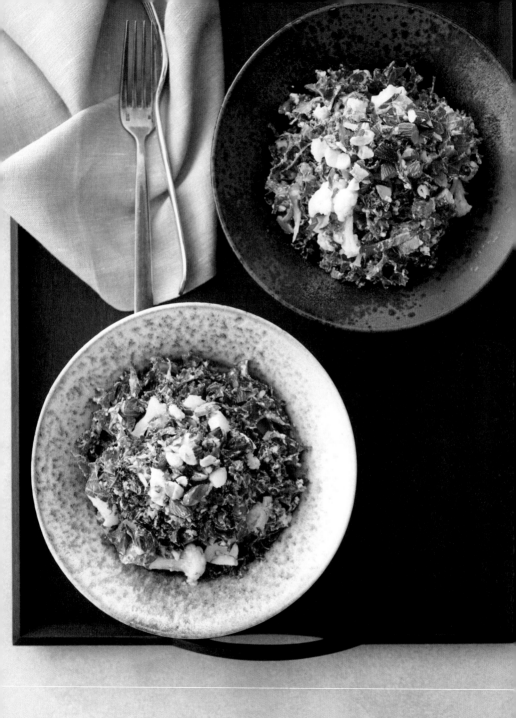

ケールのエッグチーズサラダ

ゆで卵の崩れた黄身やマヨネーズでまろやかな味わい。
海苔はうま味成分を含むので、サラダをぐっとおいしくしてくれます。

材料：1～2人分

卵 た 亜 ……2個
ケール ……4～5枚（100g）
カリフラワー ……3房（75g）
パセリ 亜 ……1～2本（10g）
アーモンド（無塩・ロースト）亜 ……15粒
焼き海苔 た ヨ ……全形1枚
　（おにぎり用の3切れなら3枚）
A マヨネーズ ……大さじ1
　｜ 酢 ……大さじ1
　｜ 粉チーズ た 亜 ……大さじ1
　｜ 塩 ……少量

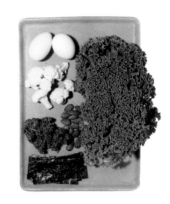

作り方：

① ゆで卵を作る。粗熱が取れたら、殻をむく。

② ケールは茎を取って1cm幅の細切りにする。カリフラワーは食べやすい大きさに切る。パセリはみじん切りにする。アーモンドは10粒を粗く刻む。

③ 大き目のボウルに**A**を入れて混ぜ合わせ、海苔をちぎって加え、さっと混ぜる。**1**、**2**を加え、ゆで卵をつぶしながら和える。器に盛り、残りのアーモンド5粒を刻んでトッピングする。

MEMO

・海苔は、「海の緑黄色野菜」といわれるほど、美容と健康に必要なビタミンやミネラルの宝庫。特にビタミンCはレモン以上とも。

糖質：**6.9**g　たんぱく質：**24.0**g　食物繊維：**9.2**g　83

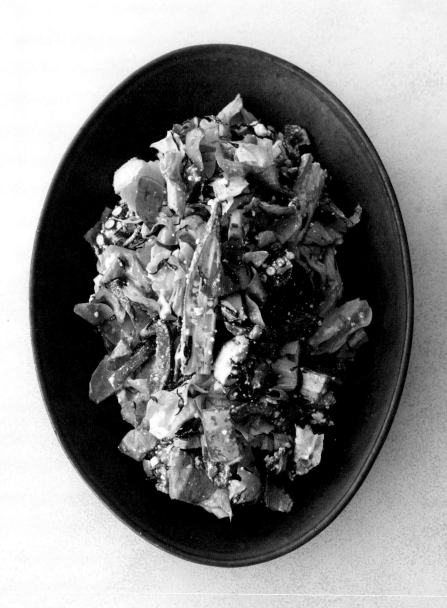

たこのチリチーズサラダ

にんにくを効かせたたこで、軽やかだけど食べ応えのあるひと皿。
美しい髪を育むひじきは和洋に合う食材。食感のアクセントにも。

材料：1〜2人分

たこ（ボイル）た巫 …… 120g
サラダ菜 …… 1束（100g）
オクラ …… 6本（70g）
パプリカ（赤）…… 1/2個（80g）
ひじき（乾燥）彐 …… 5g
グリーンオリーブ（水煮・種なし）…… 10粒
にんにく巫 …… 1片
塩、黒こしょう …… 各少量
EXVオリーブオイル …… 小さじ1
A マスタード …… 大さじ1
　カッテージチーズ た巫 …… 50g
　白ワインビネガー …… 大さじ1
　チリパウダー …… 小さじ1
　EXVオリーブオイル …… 小さじ2

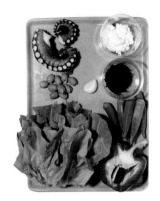

作り方：

① たこは一口大に切る。ひじきは湯で戻し、水けをきる。

② サラダ菜は1cm幅の細切りにする。オクラは縦半分に切る。パプリカ
　は横半分に切り、5mm幅の細切りにする。

③ オリーブは半分に切る。にんにくは粗みじんに切る。

④ フライパンにオリーブオイルを中火で熱し、**3**を炒める。香りが立って
　きたら、**1**を加えて軽く炒める。塩、黒こしょうをふり、さっと混ぜたら
　火を止め、粗熱を取る。

⑤ 大き目のボウルに**2**、**4**、**A**を入れて和える。

MEMO

・オクラはβ-カロテン、カリウム、マグネシウムなどのビタミン、ミネラルを多く含む。
　ぬめり成分は食物繊維で、便秘解消にも。
・ボイルだこは、フライパンでさっと炒めると、生臭さが取れる。

糖質：**9.4**g　たんぱく質：**38.0**g　食物繊維：**10.1**g

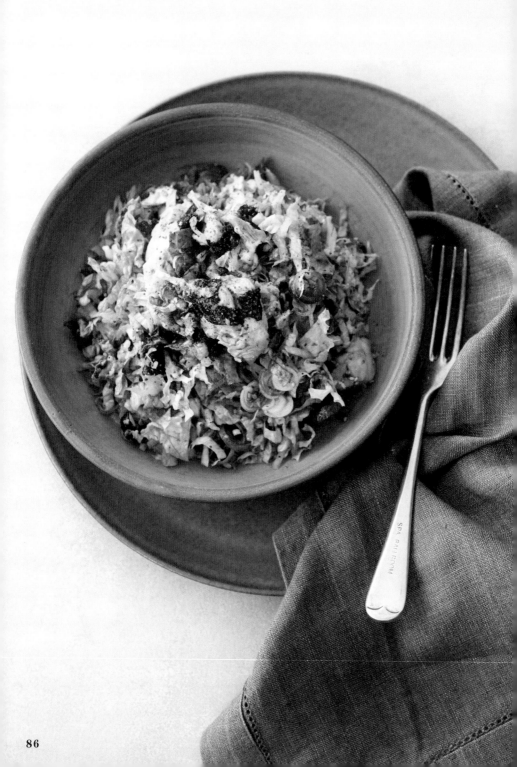

グリルチキンのスパイシーサラダ

HOT

鶏肉はたんぱく質と亜鉛をともに含む、美髪の味方。
サニーレタスとみょうがが、ピリ辛和風味の意外な出合いが美味!

材料：1〜2人分

鶏もも肉 ⓣⓜ ── 120g
サニーレタス ── 1/2個（150g）
みょうが ── 3個（45g）
にんにく ⓜ ── 1片
焼き海苔 ⓣⓙ ── 全形1枚
　（おにぎり用の3切なら3枚）
塩、黒こしょう ── 各少量
EXV オリーブオイル ── 小さじ1
A 黒酢 ── 大さじ1
　しょうゆ ── 小さじ2
　豆板醤 ── 小さじ1と1/2
　みりん ── 小さじ2
　白すりごま ⓜ ── 大さじ1
　EXV オリーブオイル ── 小さじ2
一味唐辛子 ── 好みで

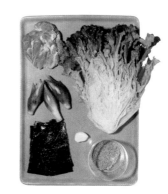

作り方：

① 鶏もも肉はひと口大に切る。

② サニーレタスは1cm幅の細切りにする。みょうがは小口切りにする。

③ にんにくは粗みじんに切る。

④ フライパンにオリーブオイルを中火で熱し、にんにくを炒める。香りが立ってきたら、鶏肉を入れて炒める。火が通ったら、塩、黒こしょうをして火を止め、粗熱を取る。

⑤ 大き目のボウルに**A**と海苔をちぎって入れ、混ぜ合わせる。**2**、**4**を加えて和える。器に盛り、好みで一味唐辛子をふる。

糖質：**5.3**g　たんぱく質：**27.0**g　食物繊維：**6.4**g

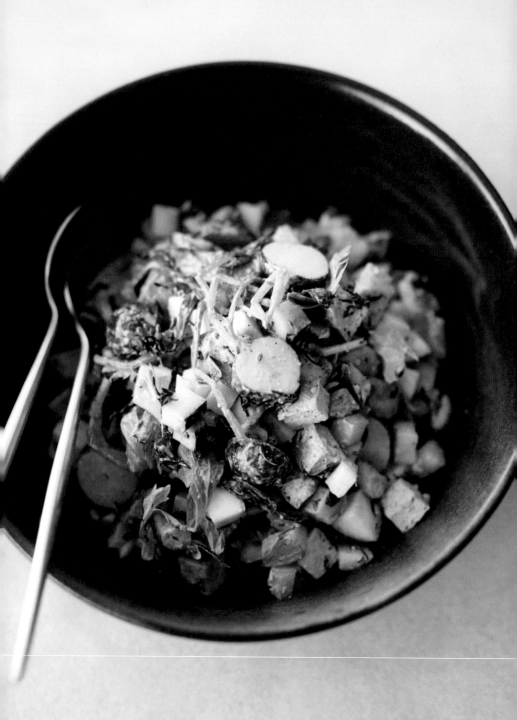

厚揚げと夏野菜でカレー風味のコブサラダ

美に効くスパイスたっぷりのカレー粉で食が進むサラダ。
食材は大きさを揃えると味がよりなじみ、食感もぐっとよくなります。

材料：1〜2人分

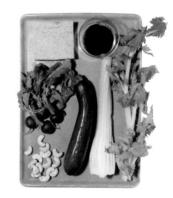

厚揚げ た ⊞ ⋯⋯ 1枚（150ｇ）
ひじき（乾燥）⊜ ⋯⋯ 5ｇ
セロリ（葉付き）⋯⋯ 1本（150ｇ）
ズッキーニ ⋯⋯ 1本（200ｇ）
ラディッシュ（葉付き）⋯⋯ 5個（75ｇ）
カシューナッツ ⋯⋯ 15粒
塩、黒こしょう ⋯⋯ 各少量
EXVオリーブオイル ⋯⋯ 小さじ1
A マヨネーズ ⋯⋯ 大さじ1
　 マスタード ⋯⋯ 大さじ1
　 カレー粉 ⊞ ⋯⋯ 小さじ1
　 クミンシード ⋯⋯ 小さじ1
　 粉チーズ た ⊞ ⋯⋯ 大さじ1
　 塩 ⋯⋯ 少量
　 EXVオリーブオイル ⋯⋯ 小さじ2

作り方：

① 厚揚げは1cmの角切りにする。ひじきは湯で戻し、水けをきる。フライパンにオリーブオイルを中火で熱し、厚揚げとひじきを軽く炒める。塩、黒こしょうをふってさっと混ぜたら火を止め、粗熱を取る。

② セロリの茎は1cmの角切りに、葉はざく切りにする。ズッキーニは1cmの角切りにする。ラディッシュは葉が付いたまま縦半分に切る。カシューナッツは粗く刻む。

③ 大き目のボウルに**A**を入れて混ぜ合わせる。**1**、**2**を加えて和える。

MEMO

・カレー粉は、脂肪燃焼効果のあるクミン、抗酸化作用のあるターメリック、整腸作用やデトックス効果のあるコリアンダー（パクチー）など、美容にうれしいスパイスがたっぷり。

糖質：**9.3**ｇ　たんぱく質：**24.1**ｇ　食物繊維：**10.1**ｇ　**89**

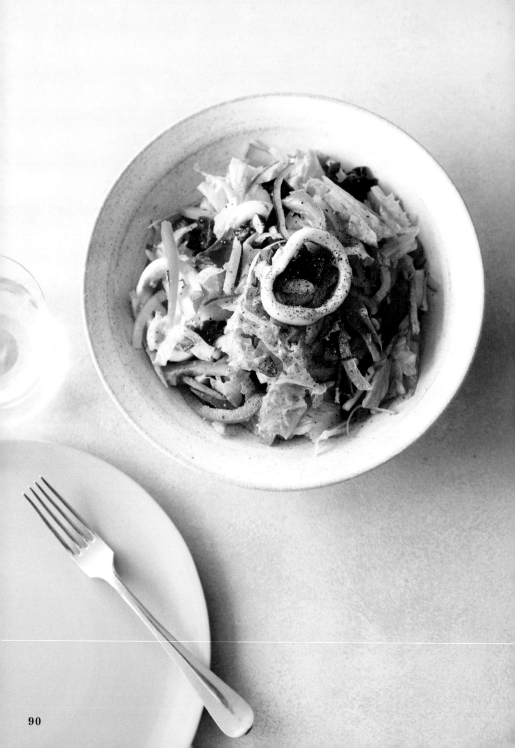

いかとフリルレタスのサラダ アンチョビ風味

いかは、高たんぱく・低カロリーで罪悪感のない食材。
アンチョビのコクのある塩けは、白ワインにもよく合います。

材料：1～2人分

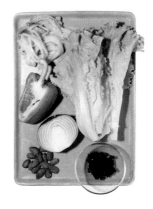

するめいか ⓣ ⓑ …… 120g
フリルレタス …… 1個（150g）
パプリカ（オレンジ）…… 1/2個（80g）
紫玉ねぎ …… 1/2個（80g）
わかめ（乾燥）ⓔ …… 3g
アーモンド（無塩・ロースト）ⓑ …… 15粒
アンチョビペースト …… 小さじ1
塩、黒こしょう …… 各少量
EXVオリーブオイル …… 小さじ1
A ┌ レモン汁 …… 1/2個分
　　│ クミンシード …… 小さじ1
　　└ EXVオリーブオイル …… 小さじ2
黒こしょう …… 好みで

作り方：

① いかは1cm幅に切る。

② フリルレタスは食べやすい大きさにちぎる。パプリカは横半分に切り、5mm幅の細切りにする。紫玉ねぎは薄切りにし、さっと水にさらして、水けをきる。

③ わかめは湯で戻し、水けをきる。アーモンドは粗く刻む。

④ フライパンにオリーブオイルを中火で熱し、いか、アンチョビペーストを炒める。火が通ったら、塩、黒こしょうをふって火を止め、粗熱を取る。

⑤ 大き目のボウルに**2**、**3**、**4**、**A**を入れて和える。器に盛り、好みで黒こしょうをふる。

MEMO

・いかは、良質なたんぱく質や亜鉛、美肌のもとであるコラーゲンのほか、抗酸化作用のあるビタミンEなど、ビタミンD以外のビタミンをバランスよく含む。

糖質：**11.9**g　たんぱく質：**32.0**g　食物繊維：**8.1**g

ヘルシードリンク

お酒が大好きで、仕事終わりに毎日ワインを1本開けていた僕が、今、お酒を飲むのは10日に1回程度。すると、体脂肪が3か月で2.5キロ、すっと落ちました。お酒には糖質が含まれているものも多いので、飲みすぎると脂肪が蓄積されて太りやすくなります。また、肝臓がアルコールを分解するために酵素が使われるので、食事で食べた分の脂質が分解されにくくなることも、脂肪の蓄積につながります。でも、仕事終わりの一杯の格別なおいしさも味わいたい。そこで最近、ウィークデーにはノンアルコールビールの「龍馬1865」を飲んでいます。プリン体も添加物もゼロ。でも、味ものどごしも、まさにドイツビール風でおいしく、満足感があって気に入っています。朝の定番は、すだちウォーター。夜、ミネラルウォーターにすだちを絞り、絞ったあとは皮ごとスライスして入れ、飲んでいます。すだちの皮に豊富に含まれるビタミンC、脂肪燃焼効果が期待できるスダチンが溶け出したデトックスドリンクです。食事に合わせるのは、ノンカフェインのグアバ茶。食べた後の急激な血糖値の上昇を抑え、糖質の吸収を防いでくれます。ポリフェノールも豊富なので、エイジングケアドリンクとしてもおすすめです。

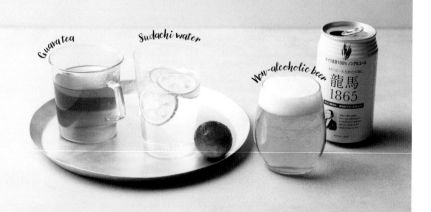

エイジングケア
ベジたんサラダ

細胞の老化を早め、がんや動脈硬化などの
原因にもなる活性酸素。
加齢や紫外線、睡眠不足やストレスなども
活性酸素を増やす要因です。
［ポリフェノール］［アスタキサンチン］などの
超強力な抗酸化成分で活性酸素の働きを抑え、
自分自身の抗酸化力を高めることが、
エイジングケアの要です。

◉とりたい栄養素

ポリフェノール（ポ）

代表的なものはブルーベリーのアントシアニン、
大豆の大豆イソフラボンなど。強力な抗酸化作
用で老化の原因となる活性酸素を除去。

β-カロテン（β）

緑黄色野菜に含まれるカロテノイドの一種。活
性酸素から体を守り、免疫力の向上、がん予防、
皮膚や粘膜を健やかに保つ働きも。

アスタキサンチン（ア）

β-カロテン同様にカロテノイドの一種で、鮭や
えびなどの赤い天然色素。ビタミンEの1000倍
といわれる強力な抗酸化力を持つ。

ビタミンE（VE）

油脂やナッツ類に多く、別名「若返りのビタミン」。
高い抗酸化作用で悪玉コレステロールの酸化を
抑制。血行不良による冷えや肩こりも緩和。

ビタミンC（VC）

ビタミンEの働きをサポート。活性酸素を除去す
るほか、疲労回復やストレスの緩和、コレステロー
ルの代謝など、さまざまな働きがある。

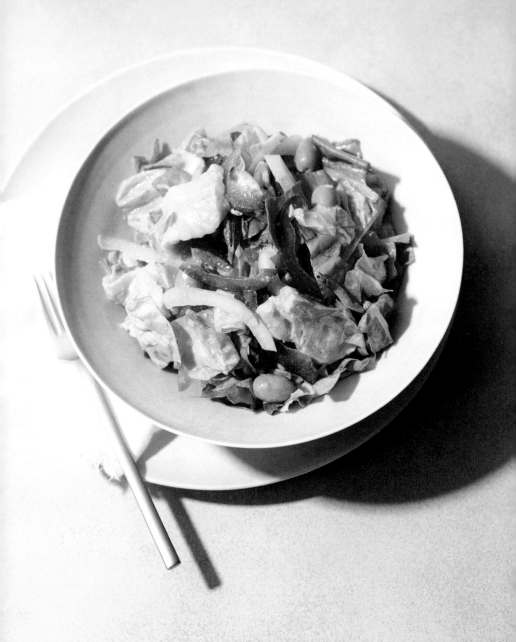

サーモンとサラダ菜のサラダ

アスタキサンチン豊富なサーモンはエイジングケアの味方。
とろける食感に干し桜えびとオリーブのうま味が絶妙にマッチ。

材料：1〜2人分

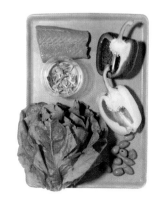

サーモン（刺身用）⑦ …… 120g
サラダ菜 ⑧ …… 1束（100g）
パプリカ（赤）⑧ VE …… 1/2個（80g）
パプリカ（黄）⑧ VE …… 1/2個（80g）
グリーンオリーブ（水煮・種なし）VE
　　…… 10粒
A 味噌 …… 小さじ2
　マスタード …… 小さじ2
　カレー粉 ⑰ …… 小さじ1
　おろししょうが ⑰ …… 小さじ1
　干し桜えび ⑦ …… 大さじ1
　レモン汁 VC …… 1/2個分
　EXVオリーブオイル VE …… 大さじ1

作り方：

① サーモンは5〜7mm幅にそぎ切りにする。サラダ菜は食べやすい大き
　さにちぎる。パプリカは横半分に切り、5mm幅の細切りにする。

② 大き目のボウルに**A**を入れて混ぜ合わせる。**1**とオリーブを加えて和
　える。

✎ MEMO

・サーモンは、脳神経を活性化させるDHA、動脈硬化予防やダイエットに効果のあ
　るEPAなどのオメガ3脂肪酸が豊富。
・パプリカは、カロテノイドの一種であるキサントフィルの含有量がトップクラス。高
　い抗酸化力で活性酸素から細胞膜を守る。

糖質：**12.9**g　たんぱく質：**32.9**g　食物繊維：**6.7**g

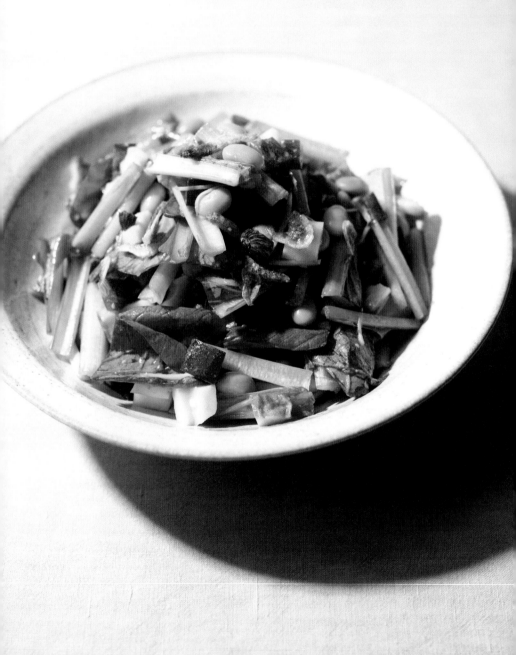

小松菜とパプリカ、枝豆のサラダ

小松菜+桜えび+アーモンドで、老化や骨粗しょう症を予防。
ちくわのうま味で、青菜のシンプルなおいしさも堪能。

材料：1〜2人分

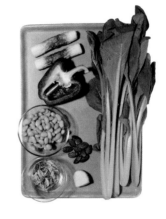

小松菜 ㋻ β ㉄ ……… 1/2束（150g）
パプリカ（赤）㋻ β ㉅ ……… 1/2個（80g）
むき枝豆（冷凍）㋻ β ……… 100g
しょうが ㋻ ……… 1片（10g）
ちくわ ……… 2本（90g）
アーモンド（無塩・ロースト）……… 10粒
A 味噌 ……… 小さじ2
　黒酢 ……… 大さじ1
　干し桜えび ㋐ ……… 大さじ2
　EXVオリーブオイル ㉅ ……… 大さじ1

作り方：

① 小松菜は5cm長さに切る。パプリカは1cmの角切りにする。枝豆は解凍する。しょうがはせん切りにする。ちくわは1cm角に切る。アーモンドは粗く刻む。

② 大き目のボウルに**A**を入れて混ぜ合わせる。**1**を加えて和える。

MEMO

・生のしょうがに含まれるジンゲロールは、解熱作用や殺菌効果があり、風邪予防にも。ジンゲロールが加熱されるとショウガオールに変わり、これは血行を促進し、冷えを改善。

糖質：**19.5**g　たんぱく質：**26.6**g　食物繊維：**10.8**g　97

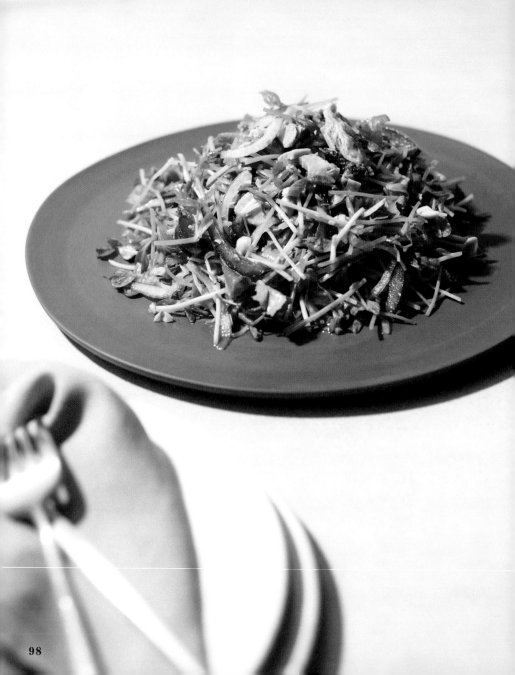

焼き鮭と豆苗のピーナッツサラダ

豆苗と三つ葉の青い香りと鮭の程よい塩けが好相性。
ピーナッツの薄皮にはポリフェノールが豊富なので、
付いていたらそのまま食べて。

材料：1〜2人分

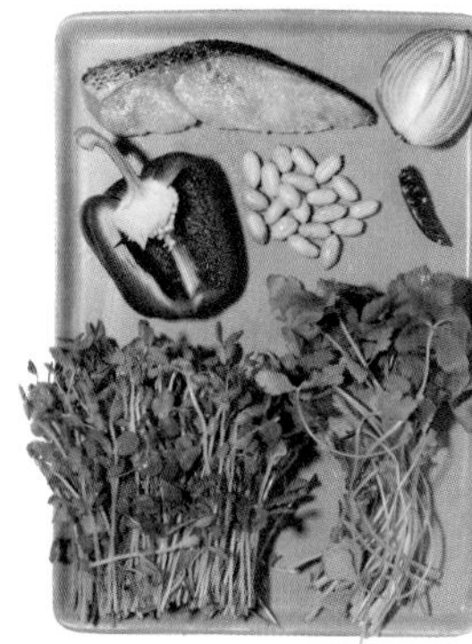

焼き鮭（市販）⑦ ┈┈ 1きれ（70g）
豆苗 ⑧ ┈┈ 1パック（100g）
パプリカ（赤）⑧ Ⓥ Ⓔ ┈┈ 1/2個（80g）
紫玉ねぎ ㋟ ┈┈ 1/4個（40g）
三つ葉 ⑧ Ⓥ Ⓔ Ⓥ Ⓒ ┈┈ 3束（60g）
鷹の爪 Ⓥ Ⓔ ┈┈ 1本
ピーナッツ（無塩・ロースト）Ⓥ Ⓔ ┈┈ 20粒
A ナンプラー ┈┈ 小さじ2
　│ レモン汁 Ⓥ Ⓒ ┈┈ 1/2個分
　│ 黒砂糖 ┈┈ 小さじ1
　│ EXVオリーブオイル Ⓥ Ⓔ ┈┈ 大さじ1

作り方：

① 豆苗は2cm長さに切る。パプリカは横半分に切り、5mm幅の細切りにする。紫玉ねぎは薄切りにし、水にさっとさらして水けをきる。三つ葉は2cm長さに切る。鷹の爪はみじん切りにする。ピーナッツは粗く刻む。

② 大き目のボウルに焼き鮭を皮ごとほぐす。**1**、**A**を加えて和える。

MEMO

・ピーナッツは、体内で生成されないリノール酸などの必須脂肪酸、二日酔いを予防するナイアシンなどのほか、カリウムやマグネシウム、鉄などのミネラルも含む。

糖質：**16.1**g　たんぱく質：**37.1**g　食物繊維：**9.8**g

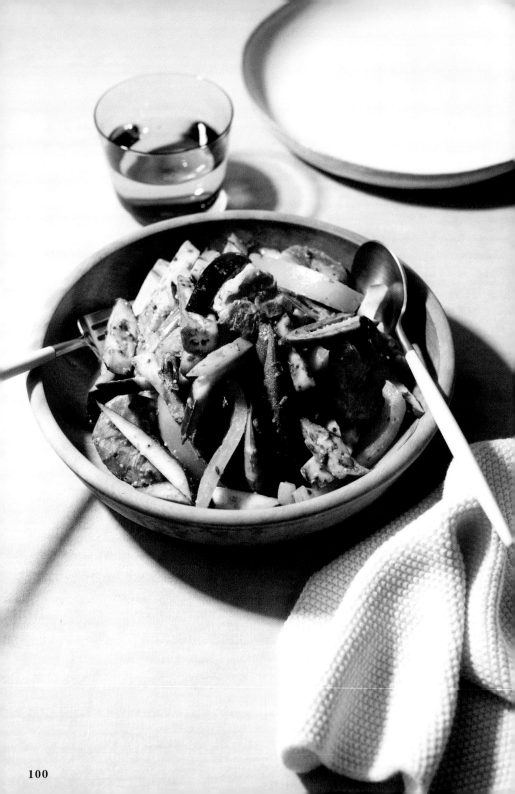

えびと夏野菜、カレー風味のホットサラダ

ドレッシングまで抗酸化成分たっぷり。えびはアスタキサンチンを含む殻ごといただきます。カレーマスタード味が食欲をそそる!

材料：1〜2人分

えび（無頭・殻付き）⑦ ⋯⋯ 6尾（120g）
なす ⑯ ⋯⋯ 1本（80g）
パプリカ（黄）⑱ Ⓥ Ⓔ ⋯⋯ 1個（160g）
ズッキーニ ⑱ ⋯⋯ 1本（200g）
オクラ ⑱ ⋯⋯ 5本（60g）
塩、黒こしょう ⋯⋯ 各少量
EXVオリーブオイル ⋯⋯ 小さじ1
A 粒マスタード ⋯⋯ 大さじ1
　　カレー粉 ⑯ ⋯⋯ 小さじ1
　　レモン汁 Ⓥ Ⓒ ⋯⋯ 1/2個分
　　クミンシード ⑯ ⋯⋯ 小さじ1
　　塩 ⋯⋯ 少量
　　EXVオリーブオイル Ⓥ Ⓔ ⋯⋯ 小さじ2

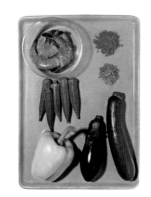

作り方：

① えびは背ワタを取る。なす、パプリカ、ズッキーニは1cm幅の細切りにする。

② オクラは縦半分に切る。

③ フライパンにオリーブオイルを中火で熱し、**1**を軽く炒める。えびの色が変わったら、塩、黒こしょうをふり、さっと混ぜ合わせて火を止め、粗熱を取る。

④ 大き目のボウルに**A**を入れて混ぜ合わせる。**2**、**3**を加えて和える。

🥄 MEMO

・生でも食べられるオクラ。縦半分に切ると粘り気が出にくくなる。塩をふって板ずりしておくと、うぶ毛が取れ、より味がしみやすくなる。

糖質：**16.0**g　たんぱく質：**25.9**g　食物繊維：**10.2**g

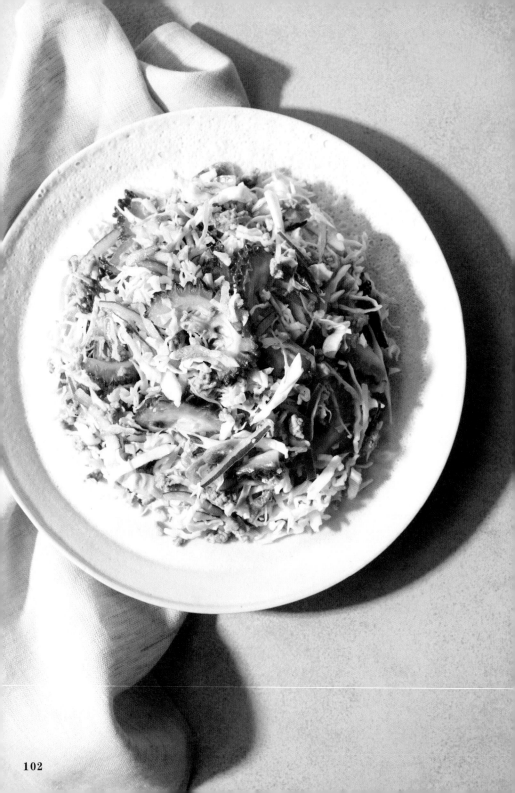

豚ひき肉とゴーヤのコールスロー風

異なる食感を組み合わせたコールスローに、豚肉でコクとうま味を。
ゴーヤは果肉以上にビタミンCが豊富なワタを使っても。

材料：1～2人分

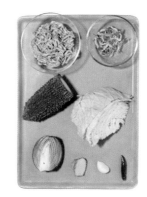

豚ひき肉 …… 120 g
ゴーヤ ⓑ …… 1/2 本（120 g）
キャベツ ⓋⒸ …… 小1/4 個（200 g）
紫玉ねぎ ⓟ …… 1/4 個（40 g）
にんにく …… 1片
しょうが ⓟ …… 1片（10 g）
EXV オリーブオイル …… 小さじ1
A ナンプラー …… 小さじ2
　黒砂糖 …… 小さじ1
　ライム汁 …… 1/2 個分
　干し桜えび ⓐ …… 大さじ2
　鷹の爪 ⓋⒺ …… 1本（手でちぎる）
　EXV オリーブオイル ⓋⒺ …… 小さじ2

作り方：

① ゴーヤは縦半分に切り、3mm幅の小口切りにする。

② キャベツはせん切りにする。紫玉ねぎは薄切りにしてさっと水にさらし、
水けをきる。

③ にんにくは粗みじんに切る。しょうがはせん切りにする。

④ フライパンにオリーブオイルを中火で熱し、にんにく、しょうがを炒める。
香りが立ってきたら、豚ひき肉、ゴーヤを加えて炒める。全体に火が
通ったら火を止め、粗熱を取る。

⑤ 大き目のボウルに**A**を入れ、混ぜ合わせる。**2**、**4**を加えて和える。

MEMO

・豚肉は、ビタミンB群が豊富。特に、疲労回復効果のあるビタミンB₁が多い。
・ゴーヤには、加熱に強いビタミンCが豊富で、苦み成分のモモデルシンは油と相
　性がよく、血糖値を下げる効果も期待できる。

糖質：**18.0**g　たんぱく質：**31.3**g　食物繊維：**8.5**g　103

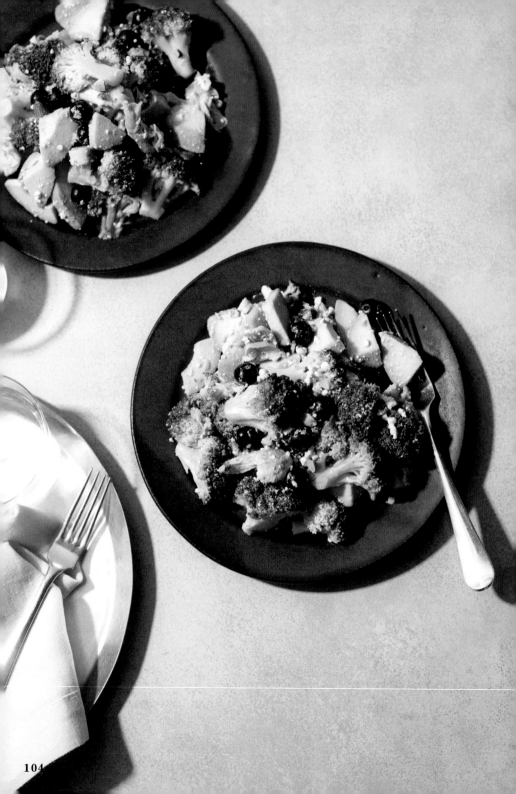

ブロッコリーとアボカド、ブルーベリーのサラダ

ブルーベリーのアントシアニンは疲れ目にも効果が。
果汁とカッテージチーズが混じり合って、フレッシュなソースに。

材料：1〜2人分

鶏ささみ —— 2本（100g）
ブロッコリー ㋫ ㋚ VC —— 2/3個（200g）
アボカド VC VE —— 1個（150g）
ブルーベリー ㋫ VE —— 30g
アーモンド（無塩・ロースト）VE —— 10粒
EXVオリーブオイル —— 小さじ1
A レモン汁 VC —— 1/2個分
　バルサミコ酢 —— 小さじ2
　カッテージチーズ —— 50g
　塩 —— ひとつまみ
　黒こしょう —— 少量
　EXVオリーブオイル VE —— 小さじ2

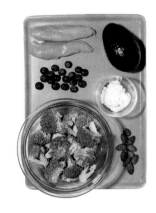

作り方：

① フライパンにオリーブオイルを中火で熱し、鶏ささみの両面を焼く。全体に火が通ったら、火を止めて粗熱を取る。

② ブロッコリーは小房に分け、食べやすい大きさに切る。耐熱容器に入れてラップをし、電子レンジで2分加熱する。水けをきって、粗熱を取る。

③ アボカドは1cm角に切る。アーモンドは粗く刻む。

④ 大き目のボウルにささみをほぐす。**2**、**3**、ブルーベリー、**A**を加えて和える。

MEMO

・アボカドは、食物繊維やビタミンC・Eのほか、葉酸、カリウムも含む。脂質のオレイン酸には悪玉コレステロールを減らす働きが。脂質は多いので食べ過ぎに注意。

糖質：**10.3**g　たんぱく質：**31.7**g　食物繊維：**10.4**g　105

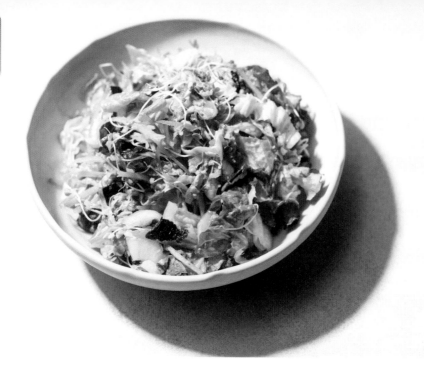

サニーレタスとにんじんのサラダ

キムチのピリ辛味が、野菜それぞれの味をうまくまとめてくれます。
にんじんのβ-カロテンは油ととると効率よく吸収できます。

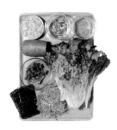

材料：1～2人分

ツナ（ノンオイル）…… 1缶（70g）
サニーレタス ⓑ …… 1/2個（150g）
にんじん ⓑ …… 1/2本（80g）
ブロッコリースプラウト ⓑ ⓋⒸ
　　　　…… 1/2パック（25g）
白菜キムチ …… 50g
焼き海苔 ⓑ …… 全形2枚
　　（おにぎり用の3切なら6枚）

A 塩麹 …… 大さじ1
黒酢 …… 大さじ1
みりん …… 小さじ2
干し桜えび ㋐ …… 大さじ2
白すりごま ⓋⒺ …… 大さじ1
EXV オリーブオイル ⓋⒺ
　　　　…… 大さじ1

作り方：
① サニーレタスは細切りにする。にんじんはせん切りにする。海苔はちぎる。
② 大き目のボウルにすべての材料と**A**を入れて和える。

美トレ
ベジたんサラダ

トレーニングをしてもダイエット効果がいまひとつ……。
それ、［たんぱく質］不足かもしれません。
ヘルシーな食生活をしているつもりでも、
たんぱく質が不足すると筋肉量が減って
基礎代謝が下がり、かえってやせにくい体に。
さらに、［炭水化物］（糖質＋食物繊維）も
たんぱく質の吸収をサポートする大事な栄養素。
食事後の血糖値が上がりにくい
低GI値食品で取り入れて、やせ体質に。

●とりたい栄養素

たんぱく質（た）

筋肉や骨、血液、皮膚や髪を作る成分。肉
や魚などの動物性たんぱく質、大豆などの
植物性たんぱく質がある。体内で作られない
必須アミノ酸もあるので、食事でこまめにと
りたい。

炭水化物（炭）

炭水化物を形成する糖質は、体や脳を動か
すエネルギー源。たんぱく質を吸収するとき、
脂肪を代謝するときにも使われる。ビタミン
B₁と一緒にとると代謝がアップ。

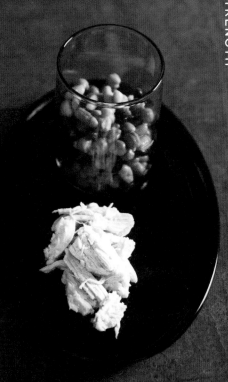

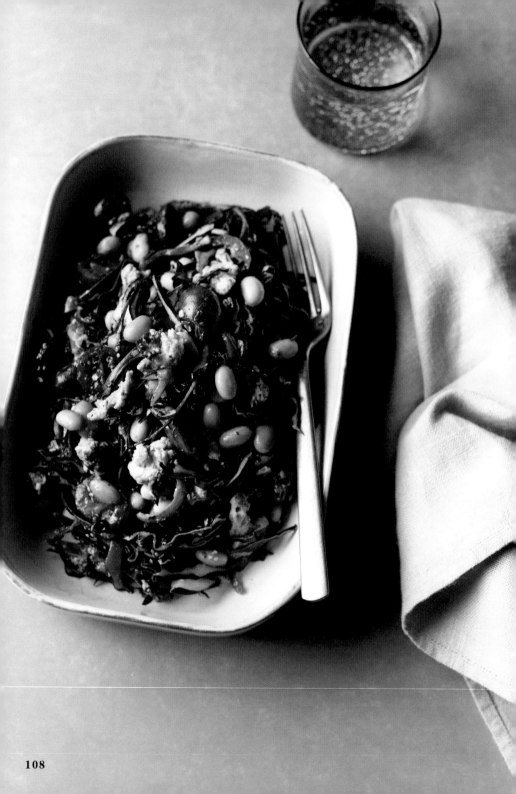

鶏ひき肉と豆、紫キャベツのラペ風

良質なたんぱく質を効率よくとるなら、脂質の少ない鶏肉と豆を。
紫キャベツの艶やかな見た目も麗しい美人サラダです。

材料：1〜2人分

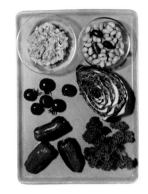

鶏ひき肉 ⓽ ⋯⋯ 100 g
ミックスビーンズ ⓽ ⋯⋯ 90 g
紫キャベツ ⋯⋯ 小1/6個（100 g）
ミニトマト ⋯⋯ 6個
ピーマン ⋯⋯ 小3個
パセリ ⋯⋯ 1〜2本（10 g）
塩、黒こしょう ⋯⋯ 各少量
EXV オリーブオイル ⋯⋯ 小さじ1
A 粒マスタード ⋯⋯ 大さじ1
│ 酢 ⋯⋯ 大さじ1
│ クミンシード ⋯⋯ 小さじ1
│ 塩、黒こしょう ⋯⋯ 各少量
│ EXV オリーブオイル ⋯⋯ 小さじ2

作り方：

① 紫キャベツはせん切りにする。ミニトマトは縦半分に切る。パセリは粗みじんに切る。

② ピーマンは5㎜幅の細切りにする。

③ フライパンにオリーブオイルを中火で熱し、鶏ひき肉とピーマンを炒める。ひき肉に火が通ったら、塩、黒こしょうをふる。火を止め、粗熱を取る。

④ 大き目のボウルに **A** を入れて混ぜ合わせる。ミックスビーンズ、**1**、**3** を加えて和える。

MEMO

・ピーマンは、β-カロテンが豊富で、ビタミンCは熱に強いので加熱調理にもおすすめ。

糖質：**21.0** g　たんぱく質：**38.0** g　食物繊維：**18.8** g

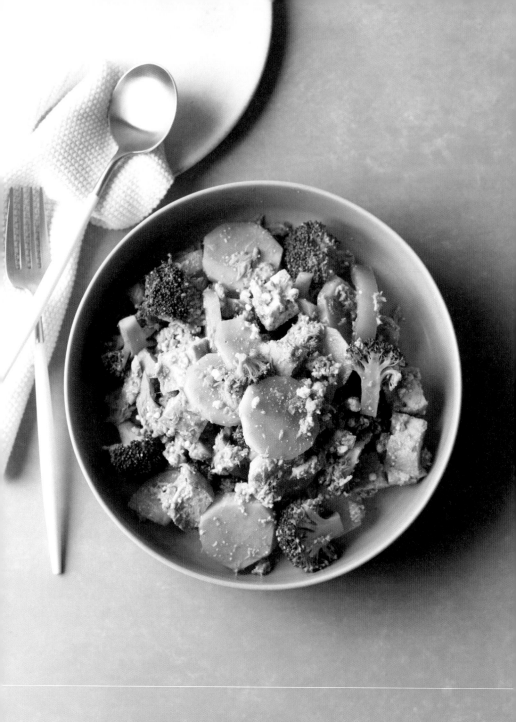

鮭と厚揚げ、じゃがいもの辛うまチーズサラダ

たんぱく質の吸収を助ける炭水化物＝じゃがいも。
豊富な食物繊維で血糖値が急上昇しにくいので、
適量ならダイエット中にもおすすめ。

材料：1〜2人分

焼き鮭（市販）た …… 1きれ（70g）
厚揚げた …… 1枚（150g）
じゃがいも炭 …… 1個（150g）
パプリカ（黄）…… 1/2個（80g）
ブロッコリー …… 1/2個（150g）
アンチョビ（フィレ）た …… 2枚（30g）
A カッテージチーズた …… 50g
　　コチュジャン …… 小さじ2
　　ライム汁 …… 1/2個分
　　塩 …… 少量
　　EXVオリーブオイル …… 大さじ1

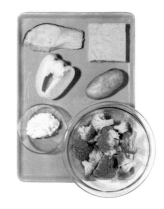

作り方：

① 焼き鮭は皮ごと身をほぐす。厚揚げは5mm厚さに切る。パプリカは横半分に切り、1cm幅の細切りにする。

② じゃがいもは皮をむいて3mm厚さの薄切りにする。耐熱容器に入れてラップをし、電子レンジで2分加熱したら、粗熱を取る。

③ ブロッコリーは小さ目に切る。耐熱容器に入れてラップをし、電子レンジで1分半加熱したら、粗熱を取る。

④ 大き目のボウルにアンチョビと**A**を入れ、アンチョビをつぶすように混ぜ合わせる。**1**、**2**、**3**を加えて和える。

MEMO

・じゃがいものビタミンCはでんぷんに包まれているので、加熱しても壊れにくい。
・コチュジャンに含まれる唐辛子のカプサイシンは、発汗作用や代謝アップを促し、脂肪燃焼効果も。

糖質：**18.3**g　たんぱく質：**59.6**g　食物繊維：**25.0**g　111

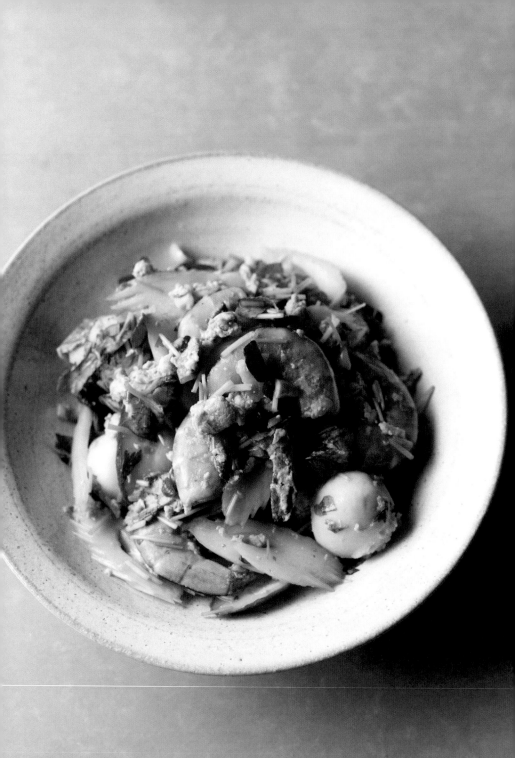

えびと卵とセロリのコクうまサラダ

オイスターソースと黒酢が効いた中華風のおかずサラダ。
芋の中では糖質低めの里芋でボリュームをプラス。

材料：1〜2人分

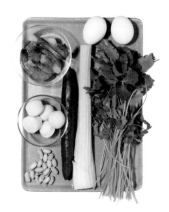

えび（無頭・殻付き）㊉⋯⋯5尾（100g）
卵 ㊉⋯⋯2個
里芋（冷凍）㊉⋯⋯100g
セロリ⋯⋯1/2本（75g）
きゅうり⋯⋯1本（100g）
三つ葉⋯⋯3束（60g）
ピーナッツ（無塩・ロースト）㊉⋯⋯20粒
オイスターソース⋯⋯小さじ1
EXVオリーブオイル⋯⋯小さじ1
A 黒酢⋯⋯大さじ1
　オイスターソース⋯⋯小さじ1
　鷹の爪⋯⋯1本分（手でちぎる）
　EXVオリーブオイル⋯⋯小さじ2

作り方：

① 里芋は解凍する。セロリ、きゅうりは斜め薄切りにする。三つ葉は1cm
　長さに切る。ピーナッツは粗く刻む。

② ボウルに卵を溶く。フライパンにオリーブオイルを中火で熱し、えび、卵
　の順に炒める。えびの色が変わり、卵が炒り卵状になったら、オイス
　ターソースで味を付ける。火を止めて、粗熱を取る。

③ 大き目のボウルに**1**、**2**、**A**を入れて和える。

MEMO

・里芋のぬめり成分であるガラクタンは、たんぱく質の吸収を高めたり、コレステロー
　ルを下げる効果も。

糖質：**18.0**g　たんぱく質：**45.6**g　食物繊維：**7.8**g　113

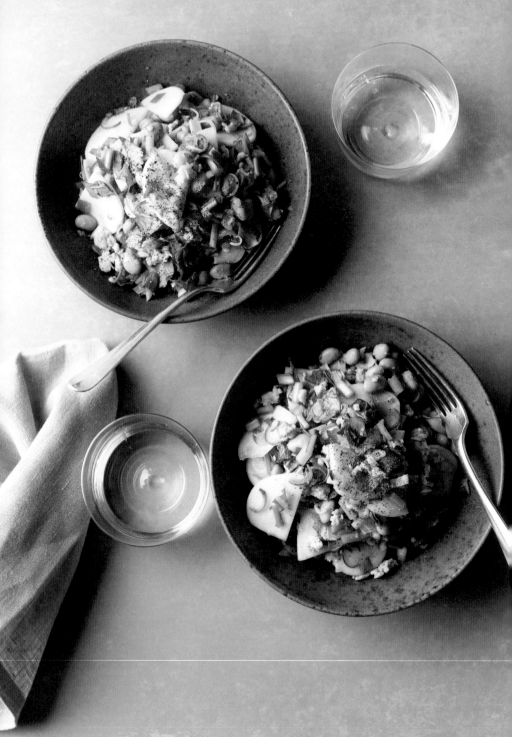

鶏ひき肉と豆、かぶのアジアンサラダ

タイのラープ（ひき肉サラダ）を和の食材を中心にアレンジ。
パクチーやみょうがなどの香味野菜で軽やかに食べられます。

材料：1〜2人分

鶏ひき肉 た …… 100 g
大豆（水煮）た …… 100 g
かぶ（葉付き）…… 2個（300 g）
みょうが …… 3個（45 g）
パクチー …… 10本（20 g）
にんにく …… 1片
鷹の爪 …… 2本
オイスターソース …… 小さじ2
EXVオリーブオイル …… 小さじ1
A すだち汁 …… 2個分
　　 すだちの皮 …… 1個分（粗く刻む）
　　 ナンプラー …… 小さじ1
　　 EXVオリーブオイル …… 小さじ2
黒こしょう …… 好みで

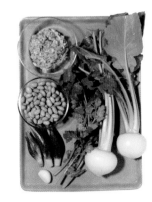

作り方：

① かぶの根は薄く半月切りにし、葉は粗く刻む。みょうがは縦半分に切って小口切りにする。パクチーは粗く刻む。

② にんにくは粗みじんに切る。鷹の爪は小口切りにする。

③ フライパンにオリーブオイルを中火で熱し、**2**を炒める。香りが立ってきたら、鶏ひき肉、大豆を加えて炒める。ひき肉に火が通ったら、オイスターソースを入れて混ぜ合わせる。火を止めて、粗熱を取る。

④ 大き目のボウルに**1**、**3**、**A**を入れて和える。器に盛り、好みで黒こしょうをふる。

MEMO

・かぶの葉は、β-カロテン、ビタミンCなど抗酸化成分がたっぷり。

糖質：**8.4**g　たんぱく質：**42.7**g　食物繊維：**19.3**g

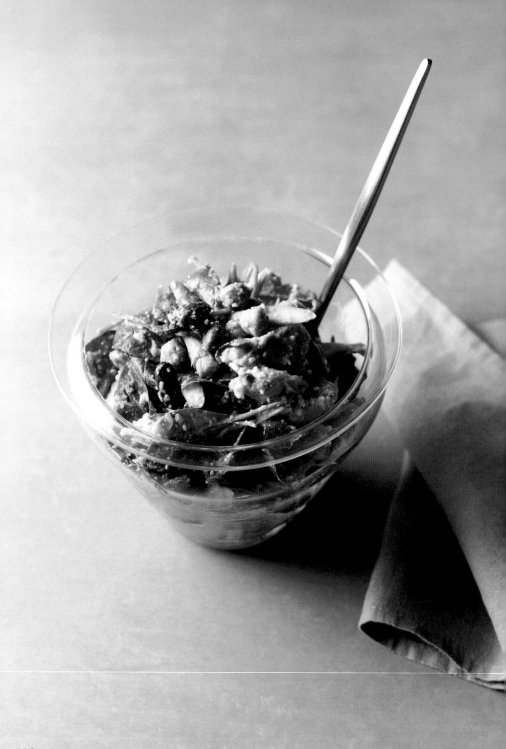

アボカドと豆とほうれん草の明太チーズ和え

ワークアウト後のたんぱく質＆炭水化物は体力回復や
栄養吸収にマスト。アボカドや豆はエネルギーチャージにも。

材料：1〜2人分

アボカド  …… 1個（150g）
アスパラガス …… 3本（75g）
サラダほうれん草 …… 100g
ミックスビーンズ た …… 110g
明太子 た …… 1本（40g）
A カッテージチーズ た …… 60g
　｜ EXVオリーブオイル …… 大さじ1

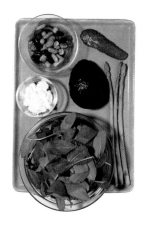

作り方：

① アボカドは1cmの角切りにする。

② アスパラガスは3〜5cm長さの斜め切りにする。耐熱容器に入れて
　ラップをし、電子レンジで1分半加熱し、粗熱を取る。

③ 明太子はスプーンなどで身をこそげとる。

④ 大き目のボウルに**1**、**2**、**3**、サラダほうれん草、ミックスビーンズ、**A**
　を入れて和える。

・明太子は、ビタミンB12・C・E、亜鉛などが豊富で、たんぱく質もとれる美容食材。

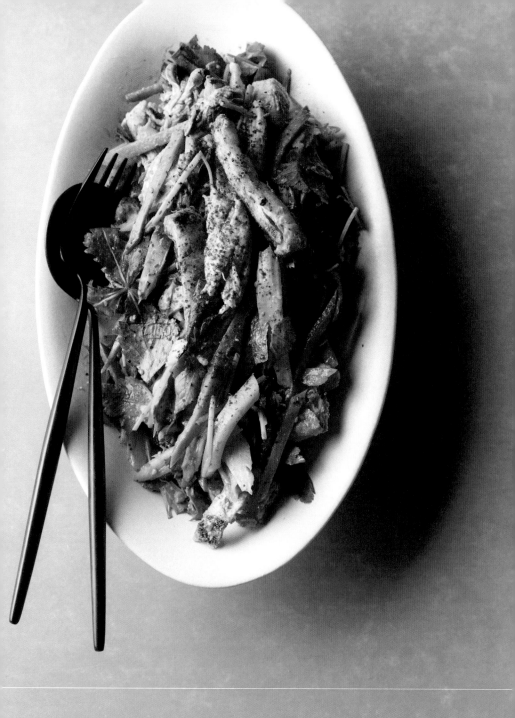

ささみと根菜のピリ辛韓国風サラダ

じゃがいもやにんじん、ダイエットの敵と思われがちな根菜も、トレーニング後は積極的に食べて正解。うま辛味で食が進みます。

材料：1〜2人分

鶏ささみ（た）……2本（100g）
油揚げ（た）……2枚（60g）
じゃがいも（炭）……1個（150g）
にんじん（炭）……1/2本（80g）
セロリ（葉付き）……1本（150g）
三つ葉……2束（40g）
酢……少量
A　コチュジャン……小さじ2
　　マヨネーズ……大さじ1
　　白すりごま……大さじ1
　　塩……少量
　　EXVオリーブオイル……小さじ2
一味唐辛子……好みで

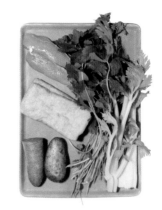

作り方：

① じゃがいもは皮をむいてせん切りにする。

② 鶏ささみと**1**を耐熱容器に入れて酢をふる。ラップをして、電子レンジで3分加熱する。粗熱が取れたら、ささみをほぐす。

③ テフロン加工のフライパンを中火で熱し、油揚げの両面を軽く焼く。粗熱が取れたら、細切りにする。

④ にんじん、セロリは1cm幅の細切りにする。三つ葉は3cm長さに切る。

⑤ 大き目のボウルに**2**、**3**、**4**、**A**を入れて和える。器に盛り、好みで一味唐辛子をふる。

MEMO

・鶏ささみは良質なたんぱく源であり、低糖質・低脂質なのでダイエット向き。豊富なコラーゲンで美肌効果も。
・油揚げは軽く焼いて香ばしさをプラス。油をひかずに使えるテフロン加工のフライパンがおすすめ。

糖質：**18.5**g　たんぱく質：**40.0**g　食物繊維：**22.4**g

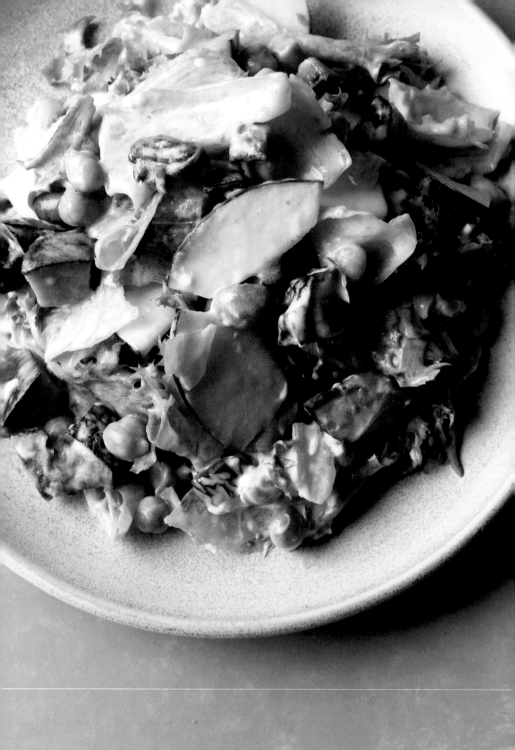

豆とかぼちゃのヨーグルトサラダ

かぼちゃとりんご、甘い食材をヨーグルト&チーズで和えれば、
デザート感覚のサラダに。ミックスビーンズでたんぱく質もしっかりと。

材料：1〜2人分

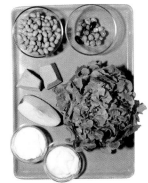

大豆（水煮）……100g
ミックスビーンズ た……30g
かぼちゃ 食……60g
りんご 食……1/6個（50g）
フリルレタス……小1個（120g）
A クリームチーズ た……60g（常温に戻しておく）
　プレーンヨーグルト た……50g
　ライム汁……1/2個分
　塩……少量
　EXVオリーブオイル……大さじ1

作り方：

① かぼちゃは小さ目に切る。耐熱容器に入れてラップをし、電子レンジで3分加熱したら、粗熱を取る。

② りんごは薄切りにする。フリルレタスは食べやすい大きさにちぎる。

③ 大き目のボウルに**A**を入れて混ぜ合わせる。大豆、ミックスビーンズ、**1**、**2**を加えて和える。

MEMO

・かぼちゃには、「日本かぼちゃ」と「西洋かぼちゃ」がある。日本で一般的に流通しているのは、表面がつるっとしている西洋かぼちゃ。表面に凹凸のある日本かぼちゃのほうが糖質は低く、ダイエット中にはおすすめ。
・チーズは、ナチュラルチーズとプロセスチーズに大別される。発酵食品のナチュラルチーズ（クリームチーズ、カッテージチーズ、カマンベールチーズなど）を選んで、腸内環境をサポート！

糖質：**22.6**g　たんぱく質：**25.1**g　食物繊維：**15.8**g

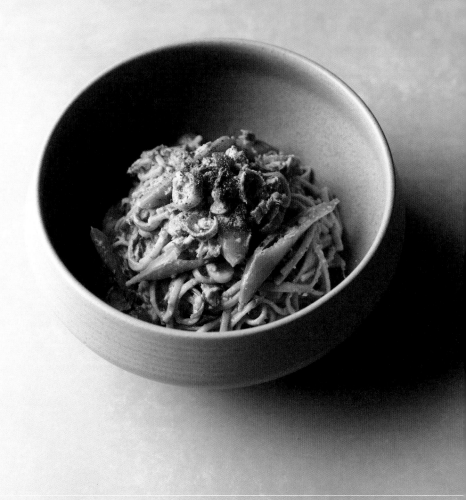

鮭とスナップエンドウのそばサラダ

そばは、麺類の中ではたんぱく質が豊富なので筋トレ後にも◎。
スナップエンドウのポリポリ食感もアクセントに。

材料：1〜2人分

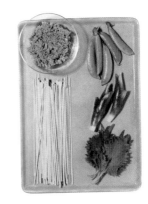

十割そば（乾麺）麩 …… 1束（100g）
鮭フレーク た …… 50g
スナップエンドウ た …… 5本（35g）
みょうが …… 2個（30g）
大葉 …… 10枚（10g）
A 黒酢 …… 大さじ2
　　豆乳（成分無調整）た …… 大さじ3
　　白すりごま …… 大さじ2
　　EXVオリーブオイル …… 大さじ1
七味唐辛子 …… 好みで

作り方：

① そばは袋の表示通りにゆでる。ゆで上がったら冷水で締め、水けを
きる。

② スナップエンドウは斜め半分に切る。耐熱容器に入れてラップをし、
電子レンジで1分半加熱したら、粗熱を取る。

③ みょうがは小口切りにする。大葉はせん切りにする。

④ 大き目のボウルに**1**、**2**、**3**、鮭フレーク、**A**を入れて和える。器に盛
り、好みで七味唐辛子をふる。

MEMO

・鮭フレークは手軽なたんぱく源。鮭同様にアスタキサンチンなどを含む。

糖質：**70.8**g　たんぱく質：**33.6**g　食物繊維：**8.0**g

INDEX　本書で使った主な食材

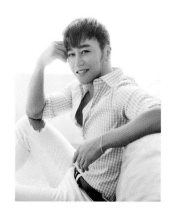

Atsushi

ライフスタイルプロデューサー／野菜ソムリエプロ

あつし／ディーゼル、D&G、VERSACEのPRを経て独立。オーストラリア留学や前職での豊かな海外経験を生かし、ライフスタイルプロデューサーとして、ファッション、美容、食などの分野で幅広く活躍中。ナチュラルスキンケアブランド「abotanical」のプロデュースも手がける。2016年に漢方養生指導士初級取得、野菜ソムリエ中級試験に合格し、野菜ソムリエプロに。体の中からキレイになる、ヘルシーで具だくさんのスープレシピが評判。『#モデルがこっそり作っている魔法の楽やせレンチンスープ』（宝島社）、『やせる！キレイになる！ベジたんスープ50』（小学館）、『魔法のエイジングケアレシピ』（KADOKAWA）など著書多数。
Instagram: @atsushi_416

STAFF

撮影	福田喜一
スタイリスト	洲脇佑美
栄養計算	加藤彩子
料理アシスタント	高橋ゆい
ヘア＆メイク	今関梨華（Linx）
制作協力	吉澤 秀（IDEA）
ブックデザイン	宮崎絵美子
校閲	玄冬書林
編集・構成	松田亜子

制作	浦城朋子・斉藤陽子
販売	椎名靖子
宣伝	野中千織
編集	益田史子

^{ベジ}野菜+たんぱく質、食べる美容液レシピ②

もっとやせる！キレイになる！
ベジたんサラダ50

2021年5月24日　初版第1刷発行
2021年6月26日　　　第2刷発行

著　者　Atsushi
発行者　小澤洋美
発行所　株式会社　小学館
　　　　〒101-8001
　　　　東京都千代田区一ツ橋2-3-1
　　　　☎ 03・3230・5192（編集）
　　　　　03・5281・3555（販売）
印刷所　凸版印刷株式会社
製本所　株式会社　若林製本工場

©Atsushi 2021 Printed in Japan
ISBN978-4-09-310682-5